王学军皮肤病医案选

主编◎王学军　张雅丽　王　放

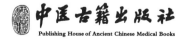

中医古籍出版社

Publishing House of Ancient Chinese Medical Books

图书在版编目（CIP）数据

王学军皮肤病医案选 / 王学军，张雅丽，王放主编 .

—北京：中医古籍出版社，2023.10

ISBN 978-7-5152-2701-6

Ⅰ . ①王⋯ Ⅱ . ①王⋯ ②张⋯ ③王⋯ Ⅲ . ①中医学

—皮肤病学—医案—汇编—中国 Ⅳ . ① R275

中国国家版本馆 CIP 数据核字（2023）第 121473 号

王学军皮肤病医案选

王学军　张雅丽　王放　主编

责任编辑	郑　蓉	
文字编辑	王安琪	
封面设计	艺点锦秀	
出版发行	中医古籍出版社	
社　　址	北京市东城区东直门内南小街 16 号（100700）	
电　　话	010-64089446（总编室）010-64002949（发行部）	
网　　址	www.zhongyiguji.com.cn	
印　　刷	北京市泰锐印刷有限责任公司	
开　　本	710mm×1000mm　1/16	
印　　张	14	
字　　数	244 千字	
版　　次	2023 年 10 月第 1 版　2023 年 10 月第 1 次印刷	
书　　号	ISBN 978-7-5152-2701-6	
定　　价	98.00 元	

作者简介

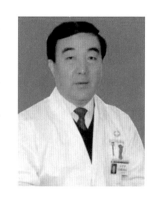

王学军，男，1957年出生，1983年毕业于黑龙江中医药大学，硕士学位、黑龙江省中医药科学院主任医师、国家二级教授、博士生导师，享受国务院特殊津贴专家，国家中医药管理局重点学科（皮肤学科）带头人，中华中医药学会外科专业委员会副主任委员，黑龙江省德艺双馨名医。

从医30多年来，他在学术上孜孜以求，师古创新，能够密切关注和掌握国内外外科、皮肤学科的新技术、新发展，把传统中医理论与现代科学技术相结合，将所学到的知识应用于临床。在治疗银屑病、湿疹、过敏性皮肤病、血栓闭塞性脉管炎等疑难病方面有独特的见解，取得了显著成绩。提出了银屑病的主要病机为"风湿热毒，气血瘀滞"，确立了"祛风除湿、清热解毒、滋阴凉血、活血化瘀"的治疗方法。提出了"温肾补脾、祛寒通络、行气止痛"的治疗血栓闭塞性脉管炎法则，进一步完善了中医理论。

先后承担10余项国家和省级科技攻关项目，获得省级科技进步一等奖2项、二等奖4项、三等奖1项（均为第一完成人），其中由他主持的"丹槐银屑浓缩丸治疗银屑病的临床评价及作用机理研究"，首次提出从抗角质化、调节机体免疫、调节脂肪酸代谢及性激素分泌等角度对银屑病进行"四位一体"多靶点治疗，率先在蛋白质组水平上进行中医药治疗银屑病机理的研究，首次发现并证实脂肪酸代谢限速酶 CPT-1 和性激素调控因子 IBF-1 与银屑病相关，该研究获得黑龙江省科技进步一等奖；他主持的"仙附温阳通络饮治疗血栓闭塞性脉管炎的有效性及机制研究"，在中医药治疗血栓闭塞性脉管炎领域首次验证了从调节免疫功能、抗炎症反应、修复血管内皮细胞等角度进行的综合治疗，实现标本兼治，改变治疗途径单一现状，显著提高血栓闭塞性脉管炎的治疗有效率，首次发现并证实固有免疫信号通路、红细胞免疫、中性粒细胞抗体相关抗原中多个细胞因子及蛋白与血栓闭塞性脉管炎相关，该研究获得黑龙江省科技进步二等奖。同时研制出了祛屑灵胶囊、消屑灵软膏和丹槐银屑浓缩丸等应用于临床的中药制剂，发表学术论文 49 篇，出版学术专著 3 部，获得发明专利 4 项。培养博士后研究生 5 名，博士研究生 4 名，硕士研究生 20 多名。

临床擅长治疗：银屑病、红斑狼疮、湿疹、荨麻疹、硬皮病、皮肌炎、痛风病、白癜风、痤疮、带状疱疹、乳腺结节（增生）、静脉曲张、血栓闭塞性脉管炎、癣、疣等皮肤疑难病症。特别善于应用中药膏方治疗银屑病，应用中药浓缩丸治疗脱发、黄褐斑、白癜风、甲状腺结节及增生等皮肤顽症。

序　一

中医药学包含着我国劳动人民几千年来同疾病作斗争的丰富经验和理论知识。皮肤病在古代虽未形成专科，但因其是"形诸于外"的疾病，所以一般都被包括于外科范畴之内，在外科文献中记载较为详细。

《内经》中不但记载痈、疽、疮疡、痹、痤等多种皮肤病病名，并有不少关于皮肤解剖、生理、病因、病机、治疗的论述。《刘涓子鬼遗方》是我国现存最早的一部外科专著，其中记载了多种皮肤病病名、症状和治疗方法，实属长期实践中宝贵经验的总结。

进入现代，中医皮肤科迅速发展，相关专著亦如雨后春笋，呈现百家争鸣、百花齐放之盛况。余常听闻中医皮肤科医案类书籍仍不能完全满足读者需求，微有遗憾。

学军教授，龙江名医，皮科名宿，与吾相交厚笃，茶余饭后，谈古论今，学问相长。其性格豁达豪爽，思维敏捷睿智，德艺双馨，学术成果累累丰盈，谙熟《内》《难》《伤寒》《本草》等经典，善撷英各家，又常出新意，擅治银屑、湿疹、皮炎等疑难顽疾，临证不惑，有守有变，实为传承精华、守正创新之楷模。其诊余闲暇，笔耕不辍，耗数载之神，注于整理，数易其稿，为医案一集。书稿既成，先睹为快，数十案例，皆为精选，合卷思之，经验独到，平中见奇，授人以渔，细细揣摩，定有所得。

余为一介老医，自揣简陋，嗜读医案，特荐《王学军皮肤病医案选》并乐为作序，谨此为贺，附其骥尾。

卢 芳

2022 年 3 月于三亚

序　二

　　在中医药的学术宝库中，临证医学是最可宝贵的精华所在。尤其在皮肤病诊疗中，中医药学的优势与长处颇为突出。不过，尽管中医治疗皮肤病有着悠久历史和丰富经验，但在相当长的历史时期里，皮肤科乃至皮肤病医生学术地位并不很高，学术影响不甚广泛。新中国成立以后，伴随着中医药事业的不断发展，中医皮肤病学内外双修、标本兼治的特色在多种多样的常见、多发、疑难病症的诊疗中表现十分突出，中医皮肤病学的学术地位不断上升，影响力日渐扩大。

　　令人遗憾的是，中医药在皮肤科临证实践中积累的经验和获得的成就还没有在当今中医学术体系中取得应有的地位。通行的中医外科学教材中，还没有系统吸纳中医皮肤科的临床医疗成就。一些复杂疾病的丰富多彩且十分有效的应对策略，在教材中没有充分体现。

　　在这样的现实状况下，重在归纳、总结、挖掘临床一线医生诊疗经验的医案著作，就显得格外重要。实际上，中医学历来有重视医案的传统。著名学者章太炎甚至说过，"中医之成就，医案最著。"在医学科学日益发达的今天，回望中医药学术传统，医案研究仍然具有特别重要的意义。近年来，中医外科学界对全国中医皮肤病名家的学术经验做了较大规模的整理、挖掘，其中临证医案就占有较大比重，受到学界广泛关注。而就中医药如此广博的实践领域而言，相关的工作还需要持续不断地进行下去。

正因如此，《王学军皮肤病医案选》的问世，颇为可喜可贺。学军教授早年毕业于黑龙江中医药大学，近三十年前即开始追随我投身中医外科学的研习。他学术根底扎实，头脑敏捷，思维活跃，视野开阔，谦虚勤勉，善于钻研，凭借多年努力，在临床、科研、管理等多种不同的岗位上，积累了丰富的工作经验，取得了突出成绩，不仅为众多患者解除了病痛，还持续不断地通过科研工作为发展中医药学术做出努力，取得了一系列不同形式的创新性成果，得到了学界同行的高度认可。至今，我们还常常忆及师生共同参加学术会议，研讨临床案例，讨论令人喜忧参半的中医药发展问题的场景，当年的种种努力终于得到了回报。

要传承、发展好中医学术，一应深研经典、固本强基，二应泛观博览、集腋成裘，三应勇于实践、大胆创新，三者缺一不可。这部医案集在以上三方面都有很好体现。书中所收诸多案例，有其独到之处，值得医界同道共同关注，深入切磋。

浏览本书，身为作者的师辈每多会心之处，深为及门弟子能够有所创获感到高兴，也为龙江特色中医外科代有传人而颇觉欣慰。我相信，作者在未来的学术道路上定能持续努力，续写新篇。

是为序。

黑龙江中医药大学附属第一医院皮肤科　王玉玺

2022 年 3 月于哈尔滨

序 三

随着生活水平的不断提高，人们对健康方面的要求也日益增长。皮肤是健康和美丽的标志，具有光滑、细腻、红润、柔软、丰满、富有弹性的皮肤是人们共同追求的目标。

皮肤病是严重影响人民健康的常见病、多发病之一，给患者造成巨大身心痛苦并影响其生活质量，最明显就是瘙痒和皮肤外观改变。中医药治疗皮肤病具有悠久的历史，由于其纯天然、毒副作用小、疗效好、不易复发等特点，深受皮肤病患者的青睐。采用内服和外用相结合的方式，也是中医药治疗的一大特点。中医药治疗注重调理脏腑功能，从而标本兼治，具有很好的疗效。

王学军教授是我院著名皮肤病专家，国家中医药管理局重点学科（皮肤科）带头人，博士研究生导师，享受国务院特殊津贴，为龙江德艺双馨名医。他和所带领的团队，多年来致力于把传统中医理论与现代科学技术相结合，注重临床实践，在治疗银屑病、湿疹、过敏性皮肤病、血栓闭塞性脉管炎等疑难病方面有独特的见解，研制出了祛屑灵胶囊、消屑灵软膏和丹槐银屑浓缩丸等应用于临床的中药制剂，并取得多项省部级科技进步奖。

本书从王学军教授治疗皮肤病的医案中，精选疗效好且能较好反映中医治疗思路的 80 多个经典案例，从银屑病、湿疹、结节性痒疹、痤疮、荨麻疹等 29 个章节详细讲述了小儿银屑病、银屑病急性期、银屑病性红皮症、小儿湿疹、急性湿疹等皮肤病的中医辨证、经方应用、膏方治疗等，具有极强的实用性。这些医案是极其宝贵的，它对传承名老中医的学术思想与经验，指导临床医师诊治皮肤疾病，造福于广大患者，将发挥极其重要的作用，乐为之序。

黑龙江省中医药科学院　陈宏

2022 年 3 月于哈尔滨

前　言

皮肤作为人体的第一道生理防线和最大的器官，时刻参与着机体的功能活动，维持着机体和自然环境的对立统一，机体的异常情况也可以在皮肤表面反映出来。皮肤具备着近乎完美的生理保护功能，如屏障作用、感觉作用、体温调节作用、吸收作用、分泌和排泄作用等，在维护机体的健康上，起到十分重要的作用。皮肤的生理功能受到损害会引起皮肤病。

很多皮肤疾病存在疗程迁延绵长且非常顽固、难以快速治愈的特点，不但影响皮肤的美观，而且严重影响患者身心健康，给患者造成极大的痛苦。而治疗皮肤病所用的西药大多毒副作用大，尤其是激素类药物及免疫抑制剂，有既往病史的患者现在是"谈激素色变"，因此往往渴望求助于中医中药。中医中药是祖国传统文化的宝库，有着悠久的历史。中医中药治疗皮肤病采用内服和外用相结合的方式，并注重调理脏腑功能，具有纯天然、毒副作用小、疗效好、无依赖性等特点，因此深受皮肤病患者的青睐。

编者在临床诸多医案中，精选了疗效好且能真实反映中医治疗思路的80多个经典案例。在银屑病、湿疹、结节性痒疹、痤疮、荨麻疹等29个章节中，对中医药治疗小儿银屑病、银屑病性红皮症、小儿湿疹、急性湿疹、脱发、痤疮、带状疱疹等皮肤病，分别从病证的性质、病因病机、辨证论治、经方应用、浓缩丸治疗及调治原则等方面进行了详细论述，具有极强的临床实用性，对中医皮肤病从业人员具有一定的指导性和启发性。

本书在编撰过程中有幸得到国医大师卢芳教授、全国名老中医王玉玺教授和黑龙江省中医药科学院党委书记、院长陈宏教授精心指导，同时编写组的全体同仁为本书的顺利完成倾注了大量的精力，在此一并表示由衷的感谢。

本书在编撰中的不足之处，还望同道与读者谅解并不吝赐教，以便不断完善、提高。

黑龙江省中医药科学院　王学军

2022 年 3 月于哈尔滨

目　录

一、银屑病

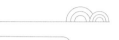

银屑病（血热证 1）

陈某，男，23 岁，甘肃人，2019 年 1 月 15 日初诊。

主诉：面部及周身泛发性红斑，上覆鳞屑，伴瘙痒 45 天。

现病史：患者自述因考研压力大又遇外感，于手背部出现一片状红斑后周身出现同样皮疹。初起时为片状红斑，上覆白屑，自觉瘙痒不明显。家族中有银屑病史。曾于哈尔滨市 211 医院就诊，诊断为"银屑病"。口服复方氨肽素片、裸花紫珠分散片、复方甘草酸苷片、头孢克肟分散片，外用地奈德乳膏，效不佳，病情持续发展。现症见：面部及周身散见红斑，上覆鳞屑，伴瘙痒。患者平素手足心热，易出汗，二便调。舌质红，苔黄，脉弦滑稍数。

诊断：银屑病（血热证）

治则：凉血消斑，祛湿解毒，祛风止痒

处方：

土茯苓 20g	白鲜皮 10g	苦参 10g	黄芩 6g
茵陈 15g	金银花 10g	连翘 10g	蒲公英 10g
牡丹皮 15g	赤芍 10g	炒薏苡仁 10g	当归 15g
川芎 15g	防风 10g	刺蒺藜 10g	丹参 20g
地肤子 10g	泽泻 10g	栀子 10g	

14 剂，水煎服，每日 1 剂，分早晚饭后半小时温服。嘱其停用其他药物，同时忌食辛辣、生冷，忌食海鲜等荤腥动风之物，调情志，慎起居，注意休息（下同）。

二诊：2019年1月29日。服用上方2周后，未见新发皮疹。面部皮疹明显减少，周身皮疹颜色变淡，时有瘙痒，遇热加重，手足心热，二便调，舌脉同前。上方加大青叶20g，土黄芪20g，土大黄10g。14剂，水煎服，每日1剂，早晚饭后温服。

三诊：2019年2月19日。患者因春节回乡，停药7天，现面部及周身皮疹逐渐变平，大片皮疹分离成岛屿状，颜色变浅，呈淡红色，瘙痒减轻，手足心热，二便调，舌脉同前。患者症状持续好转，效不改方，续服前方14剂，水煎服，每日1剂，早晚饭后温服。

四诊：2019年3月12日。患者停药1周后前来复诊，自觉病情持续好转，无新发皮疹，现周身皮疹处留有色素沉着，无瘙痒，仍有手足心热，食眠尚可，二便调，舌脉同前。上方去黄芩，加制首乌10g。14剂，水煎服，每日1剂，早晚饭后温服。

五诊：2019年3月26日。患者皮疹基本消退，仅留有色素沉着，无瘙痒等不适。为巩固疗效，改服用中药膏方，随诊。治疗银屑病的中药基础膏方用药包括：土黄芪、土大黄、防风、刺蒺藜、白鲜皮、苦参、黄芩、茵陈、牡丹皮、赤芍、当归、川芎、丹参、红花、桃仁、金银花、连翘、蒲公英、白花舌蛇草、半枝莲、羌活、白英、乌蛇、蜈蚣、制首乌、土茯苓、白术、苍术、黄柏、茯苓、陈皮、薏苡仁、郁金、枳壳、蜂房、徐长卿、生地黄、泽泻、车前子、甘草等。

◆**按语**

银屑病，中医称"白疕"，俗称"牛皮癣"，是一种红斑鳞屑性皮肤病，典型临床表现为鳞屑性红斑或斑块，刮除附着的鳞片可出现点状出血现象，常分布于头皮和四肢伸侧，也可累及手掌、指（趾）甲、骶尾部、生殖器、足底等部位。中医认为该病多由内外合邪所致，内主要责之于血分，外与感受风湿热邪有关。

本案患者因情志内伤，气机壅滞，郁久化火，心火亢盛，致毒热伏于营血，发为"白疕"之血热证。血中有热则见红斑；热盛血燥，肌肤失养则见鳞屑。治以凉血消斑，祛湿解毒，祛风止痒。本案所用方为国家级著名老中医王玉玺教授的临床经验方，临床随证加减治疗银屑病，疗效显著。方中重用土茯苓祛湿解毒，苦参清热燥湿，牡丹皮、赤芍、丹参凉血活血，当归、川芎行气活血，防风、刺蒺藜、白鲜皮、地肤子祛风止痒，金银花、连翘、蒲公英清热解毒，黄芩、茵陈、栀子清脏腑热，同时加入炒薏苡仁祛湿兼护胃，加泽泻增强祛湿之力，全方共奏凉血消斑、祛湿解毒、祛风止痒之功。

治疗银屑病的中药基础膏方在辨证论治的基础上，根据病人的临床症状加减应用，一人一方，各不相同。同时要戒烟酒，勿过劳，调情志，慎起居，忌生冷、辛辣、油炸食品，宜食用温和且易消化之品。

此外，银屑病病机复杂，症状多变，缠绵难愈，需长期服药治疗。笔者经多年临床验证得出，应用中药膏方治疗银屑病，实为最佳选择。中药膏方具有药力大、针对性强、作用持久、兼顾面广等特点，同时，具有集治、调、养于一体之优势。因此，笔者经常应用中药膏方治疗银屑病，另外，在慢性湿疹等顽固性皮肤病中应用中药膏方也有不错的成效。

银屑病（血热证 2）

苏某，男，32 岁，黑龙江哈尔滨人，2019 年 8 月 12 日初诊。

主诉： 周身泛发性红色斑疹，伴脱屑，瘙痒 10 年余。

现病史： 患者自述患银屑病多年，现周身出现散在红色斑疹，上有鳞屑，以下肢小腿部为重。曾在当地小诊所诊断为"银屑病"，口服中药，外用药膏治疗（含激素），效不佳。曾服用"转移因子"后病情加重。现患者食纳可，眠尚佳，二便调。自述感冒、饮酒后皮疹加重。父亲患有银屑病。舌质淡紫，苔黄腻，脉弦滑稍数。

诊断： 银屑病（血热证）

治则： 清热利湿，凉血解毒，祛风止痒

处方：

土茯苓 20g	白鲜皮 15g	苦参 10g	黄芩 10g
茵陈 20g	防风 10g	刺蒺藜 15g	荆芥 10g
苍术 10g	黄柏 10g	炒薏苡仁 20g	金银花 15g
连翘 10g	蒲公英 20g	当归 15g	川芎 15g
牡丹皮 20g	栀子 10g	地肤子 20g	车前子 10g
丹参 20g			

14剂，水煎服，每日1剂，分早晚饭后半小时温服。嘱其停用其他药物，同时忌食辛辣、生冷，忌食海鲜等荤腥动风之物，调情志，慎起居，注意休息（下同）。

二诊：2019年8月26日。患者服药后病情有所好转。原有皮疹逐渐消退，但仍有新发皮疹，上覆鳞屑，基本已无瘙痒。大便不成形。舌淡，舌尖红，苔薄黄，脉弦滑稍数。上方去苍术、黄柏、荆芥，加赤芍15g，陈皮10g，徐长卿10g。14剂，水煎服，每日1剂，分早晚饭后半小时温服。

三诊：2019年9月9日。患者服药后症状明显好转，脱屑减少，皮疹变平、变薄，但仍有少量新发皮疹。大便不成形。时有口干。上方去徐长卿，加半枝莲15g，黄柏10g，紫花地丁20g。21剂，水煎服，每日1剂，分早晚饭后半小时温服。

四诊：2019年9月30日。患者服药后病情稳定，脱屑明显减少，无新发皮疹，无瘙痒。大便每日1次，稍不成形。时有口干口苦，余均正常。处方：

土茯苓 20g	白鲜皮 15g	苦参 15g	黄芩 10g
茵陈 20g	当归 15g	川芎 15g	牡丹皮 20g
栀子 15g	炒薏苡仁 20g	苍术 15g	黄柏 10g
防风 10g	刺蒺藜 10g	金银花 15g	连翘 20g
地肤子 20g	泽泻 15g	车前子 10g	丹参 20g
陈皮 15g			

14剂，水煎服，每日1剂，分早晚饭后半小时温服。

五诊：2019年10月14日。患者自述症状明显好转，小腿、上肢及后腰部斑疹明显消退仅留有色素沉着，少数剩余皮疹也变薄，颜色变淡，脱屑明显减少。大便稍不成型，舌质淡紫，舌尖稍红，苔白，脉弦滑稍数。继续服用中药汤剂治疗，处方：

土茯苓 20g	白鲜皮 15g	苦参 10g	黄芩 10g
茵陈 15g	防风 10g	刺蒺藜 15g	当归 10g
川芎 10g	金银花 15g	连翘 15g	地肤子 15g
泽泻 15g	车前子 10g	蒲公英 20g	丹参 15g
莪术 10g	生地黄 15g	炒薏苡仁 15g	陈皮 10g
牡丹皮 15g	赤芍 15g	徐长卿 10g	

14剂，水煎服，每日1剂，分早晚饭后半小时温服。随诊。

◆**按语**

银屑病属于皮肤顽疾，病因病机复杂，涉及脏器多，症状多变，虚实相兼，缠绵难愈，有复发倾向，需长期坚持服药治疗。本案初诊时病情较重，斑疹色红肥厚，鳞屑较多。但经过长期坚持服药以及多次的方药调整后，病情逐渐得到控制，皮疹基本消退，仅留色素沉着，脱屑明显减少。本案所用方为国家级著名老中医王玉玺教授的临床经验方，经多年临床验证，随证加减治疗银屑病疗效显著。方中重用土茯苓祛湿解毒，生地黄、牡丹皮、赤芍、丹参、当归凉血活血，防风、刺蒺藜、白鲜皮祛风止痒，金银花、连翘、蒲公英清热解毒。全方共奏清热利湿、凉血解毒、祛风止痒之功，治疗银屑病疗效显著。

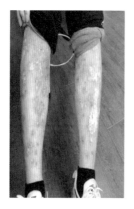 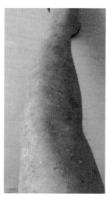 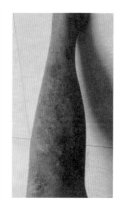

服药前

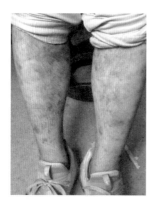 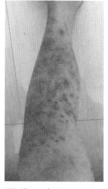 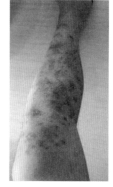

服药 4 个月

银屑病（血热证3）

刘某，男，18岁，黑龙江绥化人，2020年11月30日初诊。

主诉：全身泛发性红斑，脱屑伴瘙痒半年余，加重1个月。

现病史：患者全身泛发性红色斑疹，腹部尤为严重，斑疹表面伴脱屑，时有瘙痒，遇热及夜间加重。曾在当地诊所诊断为"湿疹"，外用药膏（具体不详），效不佳。该患平素不易出汗，食眠尚可，二便基本正常。舌质淡紫，舌尖红，苔薄白，脉弦滑稍数。

诊断：银屑病（血热证）

治则：清热凉血解毒，祛风止痒

处方：犀角地黄汤合银翘散加减

牡丹皮20g	赤芍15g	生地黄15g	栀子10g
金银花15g	连翘15g	蒲公英20g	黄芩10g
白鲜皮15g	苦参10g	当归15g	川芎15g
防风10g	荆芥10g	泽泻15g	土茯苓20g
丹参15g	莪术15g	炒薏苡仁10g	

7剂，水煎服，每日1剂，早晚饭后温服。嘱停用其他药物，同时禁烟酒，忌食辛辣、生冷，忌食海鲜等荤腥动风之物，调情志，慎起居（下同）。

二诊：2020年12月7日。患者服药后，症状较前好转，斑疹变薄，颜色变淡，瘙痒较前减轻，但仍有干燥脱屑，余同前。上方加地肤子15g，7剂，水煎服。

三诊：2020年12月14日。患者服药半月后，症状明显减轻，皮屑变少，斑疹颜色变淡，瘙痒明显减轻，无新发斑疹，仍有干燥脱屑，余同前。上方去莪术，加桃仁15g，7剂，水煎服。

四诊：2020年12月21日。患者服药后，斑疹面积缩小，皮损变薄，仍有少量脱屑，颜色变淡，无明显瘙痒，皮肤干燥症状减轻，余同前。上方加徐长卿10g，7剂，水煎服。

五诊：2020年12月28日。患者服药1个月后，皮肤斑疹基本消退，无脱屑，留有色素沉着，无明显瘙痒，余正常。原方14剂，水煎服，以巩固疗效。随诊。

◆**按语**

本案为银屑病,俗称"牛皮癣",是一种常见的红斑鳞屑性皮肤病。与中医学文献中记载的"白疕""蛇虱""疕风"相类似。本病多因情志内伤,气机壅滞,郁久化火,致心火亢盛,毒热伏于营血;或因饮食失节,过食腥发动风之品,脾胃失和,气机不畅,郁久化热,复受风热毒邪而发病。

本案为血热内蕴,外感风邪而致。治宜清热凉血解毒,祛风止痒。方用犀角地黄汤合银翘散加减,同时重用土茯苓祛湿解毒,加黄芩、栀子清泻肺胃之火,当归、川芎行气活血,丹参、莪术活血祛瘀,同时加入炒薏苡仁祛湿兼护胃,加泽泻增强炒薏苡仁祛湿之力,配合白鲜皮、苦参、防风、荆芥祛风止痒。此案组方驱邪不伤正,标本兼治,共奏清热凉血解毒、祛风止痒之效,疗效显著。

银屑病属于皮肤顽疾,病因病机复杂,涉及脏器多,症状多变,虚实相兼,缠绵难愈,有复发倾向,需坚持长期服药治疗。

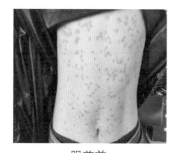

服药前

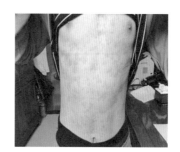

服药1周

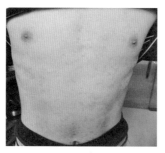

服药半个月

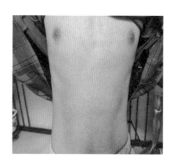

服药1个月

银屑病（血热证4）

姜某，男，32岁，黑龙江五常人，2021年5月3日初诊。

主诉：全身泛发淡红色斑疹，表面有脱屑，伴瘙痒半年余。

现病史：曾多次在其他医院治疗，诊断"副银屑病"，长期外用激素类药物，口服脱敏药，效不佳，近期因精神紧张，工作压力大，症状加重。初诊见：患者全身泛发性淡红色斑疹，表面有脱屑，偶有瘙痒，以左上肢及后背部为重，瘙痒遇热及夜间加重。该患体胖，平素怕热，易汗出，心烦易怒，偶有口干口苦，二便正常。舌质淡紫，舌尖红，苔薄白，脉弦滑稍数。

诊断：银屑病（血热证）

治则：清热凉血解毒，祛风止痒

处方：犀角地黄汤合银翘散加减

牡丹皮15g	赤芍15g	生地黄15g	丹参15g
莪术10g	金银花10g	连翘10g	黄芩10g
茵陈10g	栀子10g	当归15g	川芎15g
土茯苓20g	白鲜皮20g	苦参10g	防风10g
荆芥10g	牛蒡子10g	地肤子15g	炒薏苡仁15g
泽泻15g	车前子10g		

7剂，水煎服，每日1剂，分早晚饭后半小时温服。嘱其停用其他药物，同时忌食辛辣、生冷，忌食海鲜等荤腥动风之物，调情志，慎起居，注意休息（下同）。

二诊：2021年5月10日。患者服药后症状有所好转，斑疹颜色变淡，脱屑减少，瘙痒明显减轻，无新发皮疹，余同前。上方去地肤子。14剂，水煎服，每日1剂，分早晚饭后半小时温服。

三诊：2021年5月24日。患者服药半月余，症状持续减轻，斑疹颜色变淡，留有少量斑丘疹，脱屑明显减少，瘙痒持续减轻，心烦易怒症状明显减轻，口干口苦缓解，余正常。上方去赤芍、栀子，改丹参15g为20g。14剂，水煎服，每日1剂，分早晚饭后半小时温服。

四诊：2021年6月7日。患者服药后症状明显好转，斑疹明显消退，颜色变淡，脱屑持续减少，无明显瘙痒，皮肤稍有干燥，余正常。上方去茵陈，加玄参10g。14剂，水煎服，每日1剂，分早晚饭后半小时温服。

五诊：2021年6月21日。患者症状持续好转，原有斑疹留有色素沉着，皮肤干燥明显缓解，余正常。原方14剂，水煎服，每日1剂，分早晚饭后半小时温服。随诊。

◆按语

银屑病是临床常见的一种红斑鳞屑性皮肤病，中医称"白疕"，俗称"牛皮癣"。

本案为银屑病之血热证，该患体态肥胖，平素饮食失节，过食腥发动风之物，致脾胃失和，气机不畅，复感情志内伤，气机壅滞，郁久化火，致心火亢盛，毒热伏于营血。方用犀角地黄汤合银翘散加减，同时用土茯苓祛湿解毒，方中牡丹皮、赤芍、生地黄凉血活血，金银花、连翘清热解毒，丹参、莪术活血祛瘀，白鲜皮、苦参、防风、荆芥、牛蒡子、地肤子祛风止痒，黄芩、茵陈、栀子清脏腑热，当归、川芎养血活血，同时加入炒薏苡仁祛湿兼护胃，加泽泻、车前子增强炒薏苡仁祛湿之力。此案组方驱邪不伤正，标本兼治，共奏清热凉血解毒、祛风止痒之效，疗效显著。

银屑病属于皮肤顽疾，病因病机复杂，涉及脏器多，症状多变，虚实相兼，缠绵难愈，并有复发倾向。需结合临床实际，辨证施治，切不可照抄照搬。患者需遵医嘱，坚持按时服药治疗，不可乱用外用药物或服用不明药品。

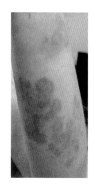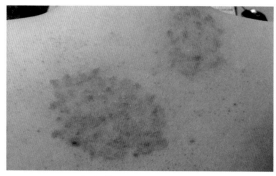

治疗前

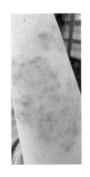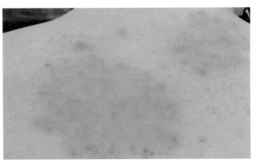

治疗中

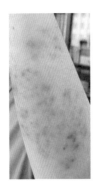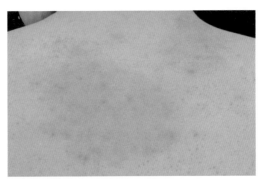

治疗后

银屑病（血热证5）

林某，女，33岁，黑龙江齐齐哈尔人，2022年2月14日初诊。

主诉：面部、胁肋部泛发性红色斑疹，脱屑伴瘙痒1月余。

现病史：患者自述1个月前面部出现红色斑疹，后遍及四肢、胁肋部，上有鳞屑，时有瘙痒，遇热加重。曾自用外用药（具体不详），症状逐渐加重。平素易怒，睡眠较差，常有口干口苦，二便正常。舌质淡紫，舌尖红，苔薄白，脉弦滑稍数。

诊断：银屑病（血热证）

治则：清热凉血，祛湿解毒，祛风止痒

处方：犀角地黄汤合土茯苓汤加减

| 水牛角20g | 牡丹皮30g | 赤芍20g | 白茅根30g |
| 生地黄20g | 土茯苓30g | 白鲜皮20g | 苦参15g |

防风 15g	荆芥 15g	黄芩 10g	茵陈 20g
金银花 15g	连翘 15g	茜草 15g	地肤子 30g
徐长卿 15g	丹参 20g	莪术 15g	炒薏苡仁 20g
泽泻 20g	车前子 15g	菊花 20g	

14 剂，水煎服，每日 1 剂，分早晚饭后温服。嘱其忌辛辣刺激、海鲜、羊肉狗肉等食物（下同）。

二诊：2022 年 2 月 28 日。患者服药后症状好转，面部皮疹有所消退，瘙痒程度减轻，睡眠较前改善，大便稀，舌脉无明显变化。上方黄芩改为 6g，14 剂，水煎服，每日 1 剂，早晚饭后温服。

三诊：2022 年 3 月 14 日。患者服药后症状明显好转，面部及周身皮疹明显消退，脱屑减少，皮疹变薄，颜色变淡，瘙痒基本缓解，睡眠正常，口苦症状减轻，二便调。舌质淡紫，舌尖红，苔薄白，脉弦滑稍数。上方原方 14 剂，水煎服，每日 1 剂，早晚饭后温服。

四诊：2022 年 3 月 28 日。患者自述服药后病情持续好转，面部斑疹基本消退，胁肋部斑疹已无脱屑，无明显瘙痒，口干口苦症状明显缓解，食眠可，二便正常。舌质淡紫，苔薄白，脉弦滑稍数。上方去菊花，7 剂，水煎服，每日 1 剂，早晚饭后温服。随诊。

◆**按语**

银屑病，俗称"牛皮癣"，是一种常见的慢性、炎症性皮肤病。本病可发生于身体任何部位，与其他部位受累相比，颜面部银屑病有碍美观，对患者的心理影响大，因此患者求治心情也更加迫切。

祖国医学认为本病多因情志内伤，肝郁气滞，郁久化火，肝火通心，导致心火亢盛。因心主血脉，致毒热伏于血，复感风热毒邪而发病。本案患者肝火旺盛，外感风热毒邪，风热之邪，易侵头面，故发面部红色斑疹，脱屑瘙痒，遇热加重。

治宜清热凉血，祛湿解毒，祛风止痒。方用犀角地黄汤合土茯苓汤加减。犀角地黄汤，方名首见于宋本孙思邈《备急千金要方》，具有清热解毒、凉血散瘀的功效，主治热入血分证。土茯苓汤，是名老中医王玉玺教授临床经验方，具有清热祛湿祛风的功效。方中重用土茯苓祛湿解毒；由水牛角代替犀角，水牛角长于清热凉血解毒；生地黄滋阴清热；赤芍、牡丹皮凉血散瘀；白鲜皮、苦参、防风、荆芥祛风止痒；金银花、连翘、茜草助清热凉血解毒；地肤子、泽泻、车前子利湿；丹参、徐长卿活血祛瘀；菊花味辛疏散、气清上浮，清头面部之风热；炒薏苡仁护胃，以防寒凉伤中。全方共奏清热凉血、祛湿解毒、祛风止痒之效，疗效显著。

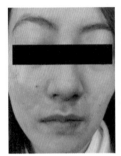 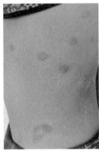　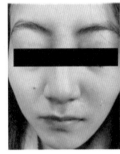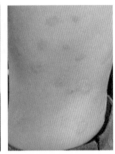

治疗前　　　　　　　　　　　　　治疗中

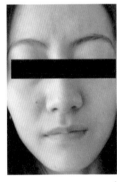 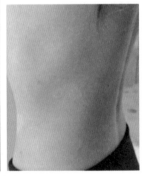

治疗后

银屑病（血热证6）

卢某，女，15岁，黑龙江哈尔滨市人，2021年8月2日初诊。

主诉：全身泛发性红色斑疹，上覆鳞屑，伴瘙痒2月余。

现病史：患者自述2月前无明显诱因全身出现大片斑疹，色红，伴脱屑、瘙痒。自行外用多种药膏，效不佳。患者近日感冒，斑疹逐渐加重，瘙痒遇热加重，平素怕热，饮食正常，睡眠正常，二便调。舌质淡紫，舌边尖红，苔薄白，脉弦细稍数。

诊断：银屑病（血热证）

治则：清热凉血解毒，祛风止痒

处方：犀角地黄汤合银翘散加减

牡丹皮 20g	赤芍 15g	白茅根 15g	生地黄 15g
玄参 15g	黄芩 6g	茵陈 15g	白鲜皮 15g
苦参 10g	土茯苓 15g	金银花 15g	连翘 15g
防风 10g	荆芥 10g	丹参 15g	莪术 10g
茜草 10g	炒薏苡仁 15g	栀子 10g	泽泻 15g
车前子 10g			

14剂，水煎服，每日1剂，分早晚饭后半小时温服。嘱其注意患处清洁，忌食辛辣、煎炸油腻、生冷、鱼蟹等物，慎起居，调情志，注意休息（下同）。

二诊：2021年8月16日。患者服药后症状好转，原有红斑颜色变淡，皮疹面积缩小，脱屑减少，瘙痒减轻，有少量新发皮疹，食纳可，睡眠正常，二便调。舌质淡紫，舌边尖稍红，苔薄白，脉弦细稍数。上方加地肤子15g，徐长卿10g。14剂，水煎服，每日1剂，早晚饭后半小时温服。

三诊：2021年9月19日。患者停药20天，现斑疹有所消退，躯干部有散在淡红色斑疹，上有脱屑，食眠可，大便每日2～3次，质正常。舌质淡紫，舌尖稍红，苔薄白，脉弦细稍数。守前方，14剂，水煎服，每日1剂，分早晚饭后半小时温服。

四诊：2021年10月3日。患者家属代述，患者症状持续好转，原有斑疹有所消退，患者因近期学习压力较大，常熬夜，在后背部有少量新发皮疹，食眠正常，二便调。舌质淡紫，舌尖稍红，苔薄白，脉弦滑。上方去荆芥、玄参，加刺蒺藜15g。14剂，水煎服，每日1剂，分早晚饭后半小时温服。

五诊：2021年10月17日。患者家属代述，患者服药后症状持续好转，仍有少量新发皮疹，时有瘙痒，饮食正常，睡眠正常，二便调。舌质淡紫，舌边尖稍红，脉弦细稍数。上方去刺蒺藜，加荆芥 10g，14 剂，水煎服，每日 1 剂，分早晚饭后半小时温服。

六诊：2021 年 10 月 31 日。患者通过视频就诊，自述症状持续好转，近期大腿、后腰处有少量新发皮疹，偶有瘙痒，食纳可，睡眠晚，二便调。舌质淡紫，舌尖稍红。上方去莪术，14 剂，水煎服，每日 1 剂，分早晚饭后半小时温服。

七诊：2021 年 11 月 14 日。该患皮疹已基本消退，偶有新发皮疹，偶有瘙痒，饮食正常，睡眠正常，二便调。舌质淡紫，舌尖稍红，苔薄白，脉弦细稍数。守前方，14 剂，巩固治疗。随诊。

◆ **按语**

本案为血热证银屑病，该患因学习压力大经常熬夜，致心火亢盛，热毒伏于血，外感风热毒邪而发病。又因用激素类外用药治疗不当，导致症状反复发作，逐渐加重。治宜清热凉血解毒，祛风止痒。方用犀角地黄汤合银翘散加减，同时用土茯苓祛湿解毒。方中牡丹皮、赤芍、生地黄凉血活血，金银花、连翘清热解毒，丹参、莪术活血祛瘀，白鲜皮、苦参、防风、荆芥祛风止痒，黄芩、茵陈、栀子清脏腑热，同时加入炒薏苡仁祛湿兼护胃，加泽泻、车前子增强炒薏苡仁祛湿之力。此案组方驱邪不伤正，标本兼治，共奏清热凉血解毒、祛风止痒之效，疗效显著。

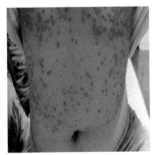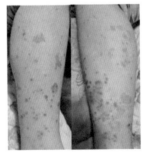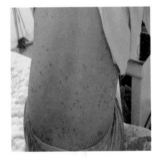

治疗前

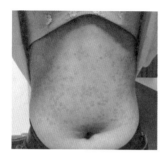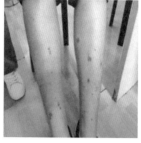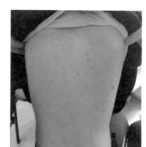

治疗中

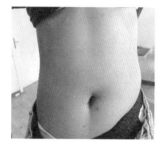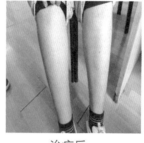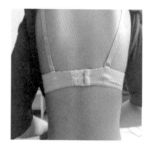

治疗后

银屑病（血热证7）

林某，女，40岁，黑龙江省双鸭山市人，2022年1月11日通过视频就诊。

主诉：全身泛发红色斑疹，上覆鳞屑，伴瘙痒10余年。

现病史：患者自述曾在当地医院就诊，诊断为"银屑病"，予中药口服治疗，有好转，但反复。近5日无明显原因症状加重，故视频求诊。患者全身泛发大小不等红色鳞屑性斑疹，以四肢为重。该患述瘙痒遇热加重，平素饮食正常，眠差多梦，烦躁易怒，二便正常。舌质淡紫，舌尖红，苔薄白。

诊断：银屑病（血热证）

治则：清热解毒，凉血活血

处方：白疕一号加减

土茯苓 15g	白鲜皮 15g	苦参 10g	防风 10g
荆芥 10g	黄芩 10g	茵陈 15g	当归 10g
川芎 10g	牡丹皮 20g	赤芍 15g	栀子 10g

金银花 15g	连翘 15g	地肤子 15g	徐长卿 10g
丹参 15g	莪术 10g	生地黄 15g	炒薏苡仁 15g
泽泻 15g	车前子 10g		

14剂，水煎服，每日1剂，早晚饭后半小时温服。嘱其忌饮酒及进食辛辣刺激、煎炸油腻、生冷、海鲜等物，慎起居，畅情志，注意休息（下同）。

二诊：2022年1月25日。患者通过视频就诊，自述服药后症状好转，身上斑疹部分消退，颜色变淡，瘙痒减轻，仍遇热加重，无新发皮疹。口干，纳可，睡眠改善，大便偏干，小便正常。舌质淡紫，舌尖稍红，苔薄白。守前方，14剂，水煎服，每日1剂，早晚饭后半小时温服。

三诊：2022年2月8日。患者通过视频就诊，自述服药后症状明显改善，原有斑疹大部分消退，颜色持续变淡，仅遇热时有轻微瘙痒，双下肢有少许新发皮疹。口干改善，纳眠可，二便正常。舌质淡紫，苔薄白。上方黄芩减为6g，7剂，水煎服，每日1剂，早晚饭后半小时温服。

四诊：2022年7月5日。患者通过视频就诊，自述服上述7剂药后，全身斑疹基本消退，瘙痒不明显。近日因工作压力大四肢新起少量红色斑疹，伴瘙痒，纳眠可，二便调。舌质淡紫，舌尖红，苔薄白。上方去莪术，加刺蒺藜15g，14剂，水煎服，每日1剂，早晚饭后半小时温服，继续巩固治疗。随诊。

◆按语

本案为血热型银屑病，由于情志内伤，气机壅滞，郁久化火，心火亢盛，毒热伏于营血，复受风热毒邪而发病。治疗原则为清热解毒、凉血活血，方用白疕一号加减。白疕一号为赵炳南老先生临床经验方，临床上常用于治疗血热证。方中牡丹皮、赤芍、丹参、生地黄凉血活血，金银花、连翘清热解毒，黄芩、茵陈、栀子清肺胃之火，防风、荆芥、地肤子、徐长卿祛风止痒，土茯苓祛湿解毒，白鲜皮、苦参燥湿止痒，当归、川芎、莪术活血化瘀消斑，泽泻、车前子清热利湿。又因方中寒凉药物偏多，故加炒薏苡仁健脾护胃。全方共奏清热解毒、凉血活血之效，取得满意疗效。

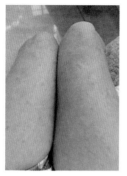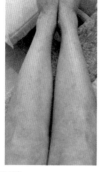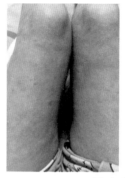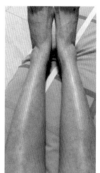

治疗前　　　　　　　　　　　　治疗中

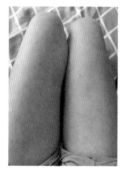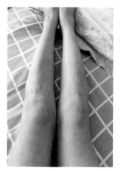

治疗后

银屑病（血热证 8）

汪某，男，25 岁，黑龙江省牡丹江市人，2022 年 5 月 9 日初诊。

主诉：全身出现泛发性红色斑疹，表面覆有鳞屑 1 年余，近日加重。

现病史：患者自述 1 年前患感冒后发病，初始仅头部有斑疹鳞屑，在当地医院就诊，诊断为"银屑病"，口服复方甘草酸苷片，外用他克莫司乳膏、糠酸莫米松乳膏，注射益赛普生物制剂，效不佳，症状逐渐加重，故来求诊。现症见：患者面部、腋下、后背部、臀部泛发性斑疹，色红，上覆鳞屑，时有瘙痒。患者近期饮食正常，时有口干口苦，小便正常，大便干，数日 1 次。舌质淡紫，舌边尖红，苔薄黄稍腻，脉弦滑稍数。

诊断：银屑病（血热证）

治则：清热凉血，祛湿解毒，祛风止痒

处方：犀角地黄汤合银翘散加减

牡丹皮 20g	赤芍 15g	白茅根 20g	生地黄 15g
防风 10g	荆芥 10g	黄芩 10g	茵陈 15g
金银花 15g	连翘 15g	茜草 10g	白鲜皮 15g
苦参 10g	菊花 20g	丹参 15g	莪术 10g
土茯苓 15g	栀子 10g	炒薏苡仁 20g	泽泻 15g
车前子 10g			

14 剂，水煎服，每日 1 剂，分早晚饭后半小时温服。嘱其停用其他药物，同时忌饮酒及进食辛辣刺激、煎炸油腻、生冷、海鲜等物，慎起居，畅情志，注意休息（下同）。

二诊：2022 年 5 月 23 日。患者自述停外用药后腋下、后背有少量新发皮疹，色红，脱屑，口干口苦改善。大便干较前好转，2 日 1 行。舌质淡紫，舌边尖红，苔薄黄稍腻，脉弦滑稍数。上方加徐长卿 10g，14 剂，水煎服，每日 1 剂，早晚饭后半小时温服。

三诊：2022 年 6 月 6 日。患者服上方 14 剂后，斑疹明显消退，无新发皮疹，脱屑减少，瘙痒明显减轻，大便正常，每日 1 次。舌质淡紫，舌尖偏红，苔薄白稍腻，脉弦滑稍数。上方去茜草，改黄芩为 6g，14 剂，水煎服，每日 1 剂，早晚饭后半小时温服。

四诊：2022 年 6 月 20 日。患者服药后自觉症状明显好转，斑疹颜色明显变淡，瘙痒基本缓解，饮食睡眠正常，二便正常。舌质淡紫，舌尖稍红，苔薄白，脉弦滑稍数。上方金银花、连翘均改为 10g，14 剂，水煎服，每日 1 剂，早晚饭后半小时温服。

五诊：2022 年 7 月 18 日。患者停药 2 周，自觉总体症状持续好转，斑疹基本消退，原有皮损处仅有少许色素沉着。舌质淡紫，舌尖稍红，苔薄白，脉弦滑稍数。上方续开 14 剂以巩固治疗，水煎服，每日 1 剂，早晚饭后半小时温服。随诊。

◆ 按语

本案为血热型银屑病，是一种常见的慢性、炎症性皮肤病。本病可发生于身体任何部位，初期好发于头面部，祖国医学称本病为"白疕"，多因情志内伤，肝郁气滞，郁久化火，肝火通心，导致心火亢盛，因心主血脉，致毒热伏于营血；或因饮食失节，过食腥发动风之品，脾胃失和，气机不畅，郁久化热，复感风热毒邪而发病。

本案患者肝火旺盛，口干口苦，发病初期外用激素类药物不当，情志内伤，心火炽盛，兼感风热毒邪，郁火流窜，入于营血，蒸灼肌肤而发病。治宜清热凉血，祛湿解毒，祛风止痒。方用犀角地黄汤合银翘散加减。犀角地黄汤，方名首见于宋本孙思邈《备急千金要方》，具有清热解毒、凉血散瘀的功效，主治热入血分证。银翘散源于《温病条辨》，乃清代温病学家吴鞠通所创，称辛凉平剂，有辛凉透表、清热解毒之功。方中牡丹皮、赤芍、白茅根、茜草清热凉血、活血散瘀，生地黄凉血滋阴，金银花、连翘清热解毒、凉血，黄芩、茵陈清泻肺胃之火，丹参、莪术活血祛瘀，土茯苓、泽泻、车前子祛湿解毒，白鲜皮、苦参燥湿止痒，防风、荆芥祛风止痒，菊花清头面部之风热并引药上行。此病需长期服药治疗，故加炒薏苡仁，以健脾护胃。纵观全方，凉血与活血散瘀并用，使热清血宁而无耗血动血，凉血止血而不留瘀，疏散风邪与清热解毒相配，具有外散风热、内清热毒之功，诸药共用，共达清热凉血、祛湿解毒、祛风止痒之效，临床取得满意效果。

银屑病属于皮肤顽疾，病因病机复杂，涉及脏器多，症状多变，虚实相兼，缠绵难愈，并有复发倾向。需结合临床实际，辨证施治，切不可照抄照搬。患者需遵医嘱，坚持按时服药治疗，不可乱用外用药物或服用不明药品。

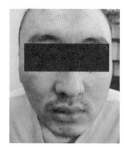 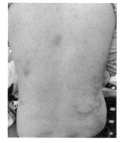 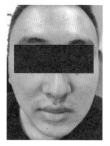 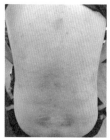

治疗前 治疗后

银屑病（血热风燥证 1）

鞠某，男，29 岁，黑龙江省鸡西市人，2019 年 9 月 10 日初诊。

主诉：周身泛发性红色斑疹，伴脱屑瘙痒 10 年余。

现病史：患者自述患银屑病多年，现周身出现散在红色斑疹，上有鳞屑，以腹部、胁肋部为重。曾在黑龙江省医院诊断为"银屑病"，未系统治疗。一直使用空军总医院所开"自配药水"外用，无明显效果。食纳可，眠尚佳。大便每日 3 次以上，质稀。自述感冒后、食辛辣、饮酒、睡眠不佳及情绪低落时皮疹加重。舌质淡，舌尖红，苔白，脉弦滑稍数。

诊断：银屑病（血热风燥证）

治则：清热利湿，凉血解毒，祛风止痒

处方：

土茯苓 20g	白鲜皮 15g	苦参 10g	桑白皮 10g
茵陈 15g	防风 10g	刺蒺藜 20g	当归 15g
川芎 15g	金银花 15g	连翘 10g	蒲公英 20g
牡丹皮 20g	栀子 10g	徐长卿 10g	赤芍 15g
炒薏苡仁 20g	陈皮 10g	泽泻 15g	车前子 10g
白鲜皮 20g	苦参 10g		

14 剂，水煎服，每日 1 剂，分早晚饭后半小时温服。嘱其停用其他药物，同时忌食辛辣、生冷，忌食海鲜等荤腥动风之物，调情志，慎起居，注意休息（下同）。

二诊：2019 年 9 月 24 日。患者服药后病情无明显变化，现周身红色片状斑疹，上有鳞屑，偶有瘙痒。大便每日 3～4 次，不成型。心烦易怒，不易出汗。舌质淡紫，苔薄白，脉弦滑稍数。上方去桑白皮、泽泻、车前子，加黄芩 10g，地肤子 20g，丹参 20g。14 剂，水煎服，每日 1 剂，分早晚饭后半小时温服。

三诊：2019 年 10 月 8 日。患者服药后症状有所好转，皮疹变平、变薄，但仍有少量新发皮疹。瘙痒遇热加重。大便每日 3～4 次，不成型。手心易汗出。上方去黄芩，加枇杷叶 10g，地骨皮 15g，半枝莲 10g。21 剂，水煎服，每日 1 剂，分早晚饭后半小时温服。

四诊：2019 年 10 月 29 日。患者服药后病情持续好转，改用中药膏方治疗。基本处方：

土黄芪 20g	土大黄 15g	土茯苓 15g	白鲜皮 20g
苦参 10g	黄芩 10g	茵陈 15g	紫草 10g
炒薏苡仁 20g	陈皮 15g	炒白术 15g	茯苓 15g
金银花 20g	连翘 15g	蒲公英 20g	半枝莲 10g
防风 10g	荆芥 10g	刺蒺藜 20g	当归 15g
川芎 15g	桃仁 15g	红花 15g	莪术 10g
牡丹皮 20g	赤芍 15g	栀子 10g	地骨皮 15g
地肤子 20g	马齿苋 20g	泽泻 15g	车前子 15g
徐长卿 15g	虎杖 20g	生地黄 20g	白茅根 20g
苍术 15g	黄柏 10g	知母 15g	牛膝 15g
威灵仙 10g	僵蚕 10g	丹参 20g	鸡血藤 20g
乌蛇 15g	郁金 15g	枳壳 15g	白芍 15g
炙甘草 10g			

制成膏，每日服 2 次，每次 10g，连服 3 个月。

五诊：2020 年 2 月 3 日。患者膏方已服完，原有症状明显好转，斑疹消退，腹部皮肤已基本正常，头部有少量皮疹。继续口服中药汤剂治疗，处方：

土黄芪 20g	土大黄 15g	土茯苓 15g	白鲜皮 15g
枇杷叶 10g	防风 10g	刺蒺藜 15g	牡丹皮 15g
赤芍 15g	栀子 10g	金银花 15g	连翘 15g
苍术 10g	黄柏 10g	牛膝 15g	丹参 15g
地肤子 15g	炒薏苡仁 15g	炒白术 10g	陈皮 10g
车前子 10g	徐长卿 10g	生地黄 15g	

14 剂，水煎服，每日 1 剂，分早晚饭后半小时温服。随诊。

◆ 按语

银屑病属于皮肤顽疾，病因病机复杂，涉及脏器多，症状多变，虚实相兼，缠绵难愈，有复发倾向，非一方一药所能奏效，且需长期坚持服药治疗。经多年临床验证，以犀角地黄汤、桃红四物汤或清瘟败毒饮等化裁，兼施健脾利湿、祛风止痒之品，应用中药膏方治疗银屑病，实为最佳选择。中药膏方具有服用方便，药力持久，针对性强，治疗兼症多，可长久使用，且集治、调、养于一体之优势。因此，王教授经常应用中药膏方治疗银屑病而屡屡取得较好效果。

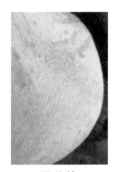
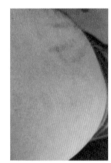
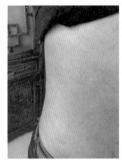

服药前　　　　　　　　　服用中药膏方后

银屑病（血热风燥证2）

王某，男，55岁，黑龙江哈尔滨人，2021年11月2日初诊。

主诉：全身出现泛发性红色斑疹，脱屑伴瘙痒4年余，加重1年。

现病史：患病4年余，未经系统治疗，常自用多种外用药（包括含激素类药物），近1年来症状逐渐加重。初诊见：患者双腿、后背部出现泛发性斑疹，皮损处皮肤灼热，小腿处尤为严重，斑疹肥厚干燥，色红紫，脱屑较多，局部有米粒状密集丘疹，小腿红斑局部稍有肿胀伴渗出，瘙痒剧烈，时有疼痛。患者食纳可，时有口苦，易出汗，睡眠差（夜间皮肤剧烈瘙痒所致），二便基本正常。舌质淡紫，舌边尖红，苔白稍腻，脉弦滑稍数。

诊断：银屑病兼接触性皮炎（血热风燥证）

治则：清营解毒，凉血护阴，祛风止痒

处方：解毒清营汤加减

牡丹皮15g　　　赤芍10g　　　白茅根15g　　　生地15g

玄参 15g	栀子 10g	黄芩 6g	茵陈 15g
金银花 15g	连翘 10g	防风 6g	刺蒺藜 20g
当归 15g	川芎 15g	土茯苓 20g	白鲜皮 20g
苦参 10g	地肤子 20g	丹参 15g	炒薏苡仁 20g
泽泻 15g	车前子 10g		

14 剂，水煎服，每日 1 剂，早晚饭后半小时温服。嘱其停用其他所有外用药物，忌食辛辣、生冷，忌食海鲜等荤腥动风之物，调情志，慎起居（下同）。

二诊：2021 年 11 月 16 日。患者服药后自觉瘙痒减轻，皮疹处仍有干燥脱屑，疼痛稍有缓解。舌质淡紫，舌尖偏红，脉弦滑稍数，大便稍稀。上方去泽泻、黄芩，加徐长卿 10g。14 剂，水煎服，每日 1 剂，早晚饭后半小时温服。

三诊：2021 年 11 月 30 日。患者服上方 14 剂后，自觉斑疹变软、变薄，皮肤灼热症状缓解，仍有瘙痒，易出汗症状改善，大便正常，舌脉无明显变化。上方原方续服 14 剂，水煎服，每日 1 剂，早晚饭后半小时温服。

四诊：2021 年 12 月 14 日。患者服药后自觉症状明显好转，斑疹颜色明显变淡，小腿潮红区已有小块健康皮肤出现，原先融合成片的皮损有分化现象，瘙痒明显减轻，睡眠较前明显改善。舌质淡紫，舌尖稍红，苔薄白，脉弦滑稍数。上方去牡丹皮，加鸡血藤 20g。14 剂，水煎服，每日 1 剂，早晚饭后半小时温服。

五诊：2021 年 12 月 28 日。患者皮损处斑疹基本消退，皮肤颜色基本接近正常，背部、小腿皮损处残留少量点状斑疹，脱屑减轻，偶有瘙痒，舌脉无明显变化。上方去鸡血藤，加熟地黄 15g。21 剂，水煎服，每日 1 剂，早晚饭后半小时温服。

六诊：2022 年 1 月 18 日。患者自觉总体症状持续好转，斑疹消退，小腿处皮肤已基本正常，原有皮损处仅有少许色素沉着，瘙痒基本缓解。舌质淡紫，舌尖稍红，苔薄白，脉弦滑稍数。上方续开 21 剂，水煎服，每日 1 剂，早晚饭后半小时温服。随诊。

◆ **按语**

本案为银屑病兼接触性皮炎，临床较为常见。银屑病兼接触性皮炎的发生，大部分是由于治疗不当，致使斑疹出现弥漫性潮红，肥厚坚硬，有的患者伴有发烧等症状。祖国医学认为是心火炽盛兼感毒邪，郁火流窜，入于营血，蒸灼肌肤而发。由于长期使用外用药，蕴湿化热感毒，湿热毒邪发于肌肤，兼患过敏性皮炎。

本案患者发病初未进行正规治疗，自行使用多种外用药物，使体内伏热之邪外发，化热生风，充斥肌肤，表现出一派毒热炽盛、血热风燥之象。

治宜清营解毒，凉血护阴，祛风止痒。方用解毒清营汤加减，此方为赵炳南先生临床经验方，方中牡丹皮、赤芍、白茅根、生地清营凉血，金银花、连翘清热解毒，黄芩、茵陈、栀子清脏腑热，玄参滋阴清热，丹参活血祛瘀，泽泻、车前子、徐长卿祛湿解毒，白鲜皮、苦参、防风、刺蒺藜祛风燥湿止痒。此病需长期服药治疗，故加炒薏苡仁，以健脾护胃。此案组方驱邪不伤正，标本兼治，共奏清营解毒、凉血护阴、祛风止痒之效，疗效显著。

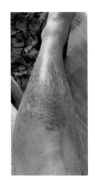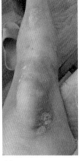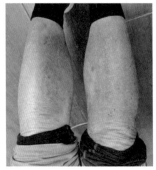

治疗前　　　　　　　　　治疗 1 个月

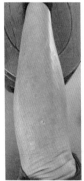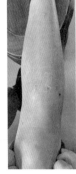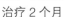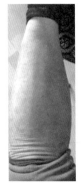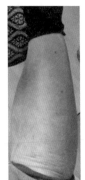

治疗 2 个月　　　　　　　治疗 2.5 个月

银屑病（血虚风燥证1）

白某，男，55岁，黑龙江哈尔滨人，2020年2月1日初诊。

主诉：周身起红斑、鳞屑，伴瘙痒1年半。

现病史：患者周身泛发红色斑疹，上覆鳞屑，以头部及四肢较重，自述常自行外用药膏治疗（具体不详），曾在小诊所注射药物治疗（具体不详），用药好转，但停药反复，故来诊。患者食纳可，眠尚佳，二便可。时有口干口苦，心烦易怒。舌质淡紫，苔薄黄，脉弦滑稍数。

诊断：银屑病（血虚风燥证）

治则：活血祛风止痒

处方：

土茯苓20g	白鲜皮15g	苦参10g	黄芩6g
茵陈15g	炒薏苡仁20g	当归10g	川芎10g
白芍15g	防风10g	刺蒺藜20g	牡丹皮20g
栀子10g	金银花15g	连翘10g	蒲公英15g
地肤子20g	丹参20g	桃仁10g	红花10g

14剂，水煎服，每日1剂，早晚饭后温服。嘱其忌辛辣刺激、海鲜、羊肉狗肉等食物（下同）。

二诊：2020年2月18日。患者已停用3天，病情有所好转，皮疹变薄，颜色变淡，有少量新发红色点状皮疹，瘙痒减轻，怕冷，心烦易怒，大便日1～2次，不成型。舌质淡紫，舌尖稍红，苔薄黄。脉弦滑稍数。上方去黄芩、蒲公英，加枇杷叶10g，苍术10g，黄柏6g，赤芍15g。14剂，水煎服，每日1剂，早晚饭后温服。

三诊：2020年3月3日。患者服药后病情持续好转，口苦症状已消失。基本已无瘙痒。但仍有少量新发皮疹。大便稀有好转。上方去茵陈，加徐长卿10g。7剂，水煎服，每日1剂，早晚饭后温服。

四诊：2020年3月10日。患者服药后症状继续好转，皮疹持续消退，脱屑减少，偶有新发皮疹但已消退。上方去枇杷叶、徐长卿，加莪术10g，车前子10g。7剂，水煎服，每日1剂，早晚饭后温服。

五诊：2020年3月17日。患者病情持续好转，已无新发皮疹。原有皮疹处仅留色素沉着，头皮部仍有皮疹，但脱屑明显减少。心烦易怒症状明显缓解。大便偶不成型，每日 1～2 次。上方去莪术，加半枝莲 10g，炒白术 10g。14 剂，水煎服，每日 1 剂，早晚饭后温服。同时注意休息，调节饮食，畅情志，随诊。

◆按语

本案银屑病，辨证为血虚风燥证，治当活血祛风止痒。患者患病时间较长，久病必累及血分，则"血虚生风"，秉承"治风先治血，血行风自灭"的理论，方中大量运用凉血、活血、养血之药。方中重用牡丹皮、丹参凉血活血祛瘀，当归、川芎、白芍、桃仁、红花养血活血，配合防风、刺蒺藜、白鲜皮祛风止痒，土茯苓、地肤子、苦参、金银花、连翘、蒲公英、栀子、黄芩、茵陈清热利湿止痒，炒薏苡仁以护胃，全方共奏活血祛风止痒之效，取得良好效果。

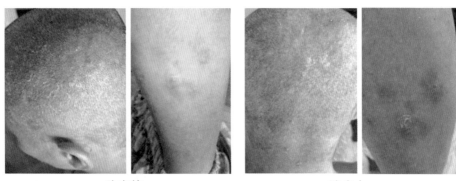

治疗前   治疗中

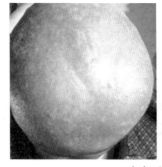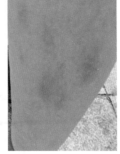

治疗后

银屑病（血虚风燥证 2）

李某，女，24 岁，黑龙江五常人，2020 年 6 月 30 日初诊。

主诉：四肢、小腹、背部泛发性淡红色斑疹，伴脱屑，无明显瘙痒 10 年余。

现病史：患者自述患银屑病多年，曾就诊于青年医院，口服、外用、注射药物治疗，病情逐渐加重。现周身出现散在淡红色斑疹，上有鳞屑，以下肢小腿部为重。患者食纳可，眠尚佳，二便调。舌质淡紫，舌边尖红，苔薄白，脉弦细稍数。

诊断：银屑病（血虚风燥证）

治则：清热活血，养血祛风

处方：

土茯苓 20g	白鲜皮 15g	苦参 10g	黄芩 6g
茵陈 15g	防风 10g	刺蒺藜 15g	当归 10g
川芎 10g	金银花 15g	连翘 15g	蒲公英 20g
炒薏苡仁 20g	牡丹皮 20g	赤芍 15g	丹参 15g
生地黄 15g	地肤子 20g	泽泻 15g	车前子 10g
陈皮 10g			

14 剂，水煎服，每日 1 剂，早晚饭后温服。嘱其忌辛辣刺激、海鲜、羊肉狗肉等食物（下同）。

二诊：2020 年 7 月 14 日。患者服药后症状稳定。无新发皮疹，原有皮疹颜色变淡，自觉皮肤干燥，舌脉无明显变化。上方去炒薏苡仁、陈皮，加栀子 10g，白茅根 15g，莪术 10g。14 剂，水煎服，每日 1 剂，早晚饭后温服。

三诊：2020 年 7 月 28 日。患者服药后症状明显好转，脱屑减少，皮疹变平、变薄，颜色变淡，余正常。原方 14 剂，水煎服，每日 1 剂，早晚饭后温服。

四诊：2020 年 8 月 11 日。患者服药后病情稳定，小腿皮疹持续消退，脱屑减少，无瘙痒，余均正常。上方去蒲公英、泽泻、地肤子。14 剂，水煎服，每日 1 剂，早晚饭后温服。

五诊：2020 年 8 月 25 日。患者症状持续好转，小腿部斑疹明显消退仅留有色素沉着，少数剩余皮疹也变薄，颜色变淡，脱屑减少，余正常。上方 14 剂，水煎服，每日 1 剂，早晚饭后温服。随诊。

◆ **按语**

本案银屑病，为血虚风燥证。治当清热活血，养血祛风。方中重用土茯苓以解毒除湿，牡丹皮、赤芍、丹参、生地黄凉血活血，当归、川芎、防风、刺蒺藜养血祛风，配合白鲜皮、苦参祛风止痒，金银花、连翘、蒲公英清热解毒，同时加入炒薏苡仁、陈皮以顾护脾胃，全方共奏清热活血、养血祛风之效，取得良好效果。

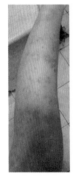 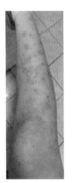 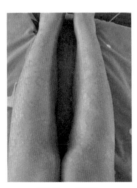 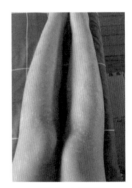

服药前　　　　　　　服药 4 周后　　　　　　服药 6 周后

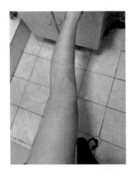 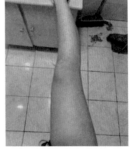

服药 2 个月后

银屑病（湿热瘀阻证）

刘某，男，59岁，黑龙江大庆人，2019年12月24日初诊。

主诉：腰背部、头部散在钱币状斑疹，脱屑伴瘙痒10年，加重1个月。

现病史：该患患银屑病10年余，曾服用过中西药，并常自用外用药治疗，症状逐渐加重。初诊见腰背部、头部有多个钱币大小圆形斑疹，基底色紫红，表面有灰褐色肥厚呈蛎壳状鳞屑，质坚硬、干燥，伴有瘙痒，患者全身状况尚可，二便调，自觉瘙痒遇热加重。舌质淡紫，舌边尖稍红，苔薄白。脉弦滑稍数。

诊断：银屑病（湿热瘀阻证）

治则：活血软坚，祛湿解毒，祛风止痒

处方：桃红四物汤加减

桃仁10g	红花10g	当归15g	川芎15g
牡丹皮10g	赤芍15g	土茯苓20g	白鲜皮20g
苦参10g	黄芩10g	茵陈15g	炒薏苡仁20g
栀子10g	金银花15g	连翘15g	防风10g
刺蒺藜20g	丹参20g	地肤子20g	徐长卿10g
地骨皮10g			

14剂，水煎服，每日1剂，分早晚饭后半小时温服。嘱其停用其他药物，同时忌食辛辣、生冷，忌食海鲜等荤腥动风之物，调情志，慎起居，注意休息（下同）。

二诊：2020年1月7日。患者服药后，自觉瘙痒减轻，皮疹稍有变薄，未见新发皮疹。二便调，舌脉无明显变化。上方加陈皮10g。14剂，水煎服，每日1剂，分早晚饭后半小时温服。

三诊：2020年1月21日。患者服上方14剂后，自觉皮疹变软、变薄，瘙痒明显减轻，大便正常，舌脉无明显变化。上方继续服用。14剂，水煎服，每日1剂，分早晚饭后半小时温服。

四诊：2020年2月4日。患者自述病情持续好转。背部蛎壳状鳞屑逐步脱落，无新发皮疹。偶有瘙痒，食眠可，二便调。舌质淡紫，舌尖红，舌体大，苔薄白。脉弦滑。上方去泽泻，加白芍 10g。14 剂，水煎服，每日 1 剂，分早晚饭后半小时温服。

五诊：2020 年 2 月 18 日。患者服药后自觉症状继续好转，蛎壳状鳞屑大部分脱落，时有轻微瘙痒。易出汗，二便正常。舌质淡紫，尖红，苔薄白。脉弦滑稍数。上方去茵陈，加生地 10g。14 剂，水煎服，每日 1 剂，分早晚饭后半小时温服。随诊。

◆按语

本案患者患银屑病多年，虽经多方求医，但久治不愈。该患身体健壮，较胖，易怒，好饮酒，易出汗，属于湿热型体质。皮损表现为明显的"蛎壳状"鳞屑，中医认为此类型银屑病多与血瘀湿热有关。本患素体偏热，阳盛化火，入舍于血，血热互结，致血行不畅，久而形成血瘀。如《医林改错·积块》所云："血受热则煎熬成块。"方用桃红四物汤养血活血、化瘀软坚，同时兼施祛湿解毒、祛风止痒之品，使瘀血行、湿热清，则皮疹消，临床上取得显著疗效。

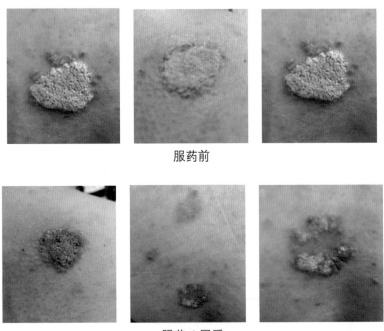

服药前

服药 4 周后

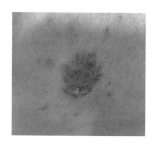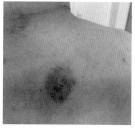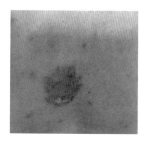

服药 4 个月后

银屑病（气血两燔证）

张某，女，22 岁，黑龙江哈尔滨人，2021 年 5 月 31 日初诊。

主诉：全身泛发性红斑，脱屑伴瘙痒 1 周。

现病史：患者 1 周前感冒发热咽痛后，前颈部、前胸皮肤出现红斑，在当地诊所就诊，外用他克莫司、卡泊三醇，口服复方甘草酸苷片后，症状逐渐加重，红斑散发至全身。初诊患者自觉发热，全身泛发性斑疹，色鲜红，斑疹表面伴脱屑，时有瘙痒，遇热及夜间加重。患者平素怕热，眠差，食尚可，无明显口干口苦，二便调。舌质淡紫，舌尖红，苔薄白，脉弦滑稍数。

诊断：银屑病（气血两燔证）

治则：清热凉血，祛湿解毒，祛风止痒

处方：清瘟败毒饮加减

生石膏 15g	知母 10g	竹叶 10g	生地黄 10g
玄参 15g	赤芍 10g	牡丹皮 15g	黄连 10g
黄芩 10g	栀子 10g	金银花 10g	连翘 10g
白鲜皮 15g	苦参 10g	防风 10g	荆芥 10g
地肤子 15g	泽泻 10g	车前子 10g	炒薏苡仁 15g

14 剂，水煎服，每日 1 剂，早晚饭后温服。嘱停用其他药物，同时禁烟酒，忌食辛辣、生冷，忌食海鲜等荤腥动风之物，调情志，慎起居（下同）。

二诊：2021 年 6 月 14 日。患者服药后，症状较前好转，斑疹颜色变淡，瘙痒较前减轻，但仍有脱屑，自觉发热，无头晕头痛，余同前。上方生石膏 15g 改为 20g，加柴胡 10g。14 剂，水煎服。

三诊：2021年6月28日。患者服药近1个月，症状明显减轻，斑疹颜色变淡，皮屑明显变少，瘙痒明显减轻，无明显发热，自觉皮肤干燥，时有口干，余同前。上方去地肤子、生石膏、知母，加麦冬15g。14剂，水煎服。

四诊：2021年7月12日。患者服药后，皮肤红斑基本消退，留有色素沉着，无明显脱屑，偶有瘙痒，皮肤干燥，口干缓解，二便正常，余同前。原方14剂，水煎服，以巩固疗效。随诊。

◆按语

本案为外感风热毒邪，血热内蕴，气血两燔，蒸灼肌肤，发为气血两燔证之银屑病。治宜清热凉血，祛湿解毒，祛风止痒。治疗方用清瘟败毒饮加减。原方中犀牛角为贵细药，且犀牛为国家保护动物，故去之。方中生石膏、知母清气分热，竹叶清心利尿，生地黄、玄参、赤芍、牡丹皮清血分热，黄连、黄芩、栀子通泄三焦，金银花、连翘清热解毒。加白鲜皮、苦参、防风、荆芥、地肤子祛风燥湿止痒，泽泻、车前子祛湿利尿，炒薏苡仁健脾护胃。此案组方驱邪不伤正，标本兼治，共奏气血两清、祛风止痒之效，标本兼治，取得满意疗效。

银屑病属于皮肤顽疾，病因病机复杂，涉及脏器多，症状多变，虚实相兼，缠绵难愈，有复发倾向，需坚持长期服药治疗。

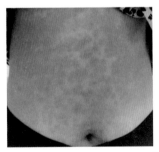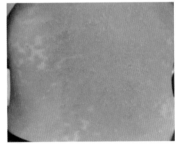

治疗前

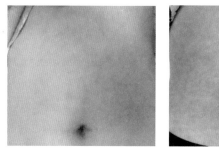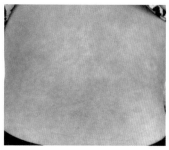

治疗后

小儿银屑病（血热证）

潘某，男，13 岁，黑龙江哈尔滨人，2021 年 5 月 19 日初诊。

主诉：上肢前臂，背部及头部皮肤出现泛发性斑疹，色红，伴脱屑、瘙痒半年余。

现病史：患儿自述患"银屑病"已半年余，曾在当地医院治疗，内服及外用中药（具体不详）后，症状逐渐加重，故来求诊。患者后背、头部及两上肢出现红色泛发性斑疹，上覆鳞屑，伴瘙痒。患者体态较壮实，饮食尚可，平时易汗出，二便调。舌质淡红，舌尖稍红，苔薄白，脉弦滑稍数。

诊断：银屑病（血热证）

治则：清热凉血，祛风止痒

处方：犀角地黄汤合止痒合剂加减

牡丹皮 10g	赤芍 10g	生地黄 20g	白鲜皮 15g
苦参 10g	防风 10g	荆芥 10g	刺蒺藜 15g
黄芩 6g	茵陈 15g	当归 15g	川芎 15g
土茯苓 15g	栀子 15g	金银花 10g	连翘 10g
半枝莲 15g	丹参 20g	莪术 15g	地肤子 15g
徐长卿 15g	炒薏苡仁 20g	泽泻 10g	

7 剂，水煎服，每日 1 剂，早晚饭后半小时温服。嘱其停用其他药物，同时忌食辛辣、生冷，忌食海鲜等荤腥动风之物，畅情志，慎起居（下同）。

二诊：2021 年 5 月 26 日。患儿自述服药后病情有所好转，无新发皮疹，原有斑疹面积减小，颜色变淡，瘙痒减轻。头部皮疹出汗后瘙痒加重，斑疹色较红。食眠尚可，二便调。上方去刺蒺藜，加菊花 10g。7 剂，水煎服，每日 1 剂，早晚饭后半小时温服。

三诊：2021 年 6 月 2 日。患儿通过视频就诊，自述服药后病情持续好转，头部斑疹瘙痒明显减轻，斑疹皮肤干紧，颜色变淡。平时仍易汗出，汗出后症状加重，余正常。上方去菊花，加白茅根 10g，生地黄 10g。7 剂，水煎服，每日 1 剂，早晚饭后半小时温服。

四诊：2021 年 6 月 9 日。患儿自述皮疹明显消退，瘙痒明显减轻，后背部仍有散在红色斑疹，斑疹局限，色红。余均正常。上方加茜草 10g，14 剂，水煎服，每日 1 剂，早晚饭后半小时温服。

五诊：2021 年 6 月 23 日。患儿自述服药后效果显著，斑疹颜色变淡，偶有瘙痒，余正常。上方去车前子，14 剂，水煎服，每日 1 剂，早晚饭后半小时温服。

六诊：2021 年 7 月 7 日。患儿自诉服药后症状持续好转，斑疹基本消退，瘙痒基本缓解，余正常。上方去半枝莲、徐长卿，加车前子 10g。14 剂，水煎服，每日 1 剂，早晚饭后半小时温服，以巩固疗效。随诊。

◆**按语**

银屑病俗称"牛皮癣"，是常见的一种红斑鳞屑性皮肤病，病程较长，易复发，缠绵难愈。多因情志内伤，气机壅滞，郁久化火，火热伏于营血；或阴血亏虚，气血失和，化燥生风，肌肤失养而致。

本案为小儿银屑病，辨证为内有蕴热郁于血分之血热证。该患儿体型较胖，胖者多湿，湿性黏滞，阻滞气机，气机郁久则化火，以致心火亢盛，因为心主血脉，心火亢盛则热伏营血，再加内因饮食失节，过食腥荤动风的食物，外因感受外界风邪或燥热之邪客于皮肤，内外合邪而发病，热壅血络则发红斑，风热燥盛肌肤失养则皮肤发疹，搔之屑起，色白而痒。治当清热凉血，祛风止痒。方用犀角地黄汤合止痒合剂加减。方中生地黄、牡丹皮、赤芍清热凉血、活血散瘀、清透血中之热，当归、川芎活血润肤，白鲜皮、苦参、防风、荆芥、刺蒺藜祛风燥湿止痒，土茯苓清解营血之毒热，黄芩、茵陈、栀子清脏腑热，金银花、连翘清热解毒，半枝莲清热解毒消肿，泽泻清利湿热，另酌加炒薏苡仁以健脾护胃。

犀角地黄汤，出自《外台秘要》，也是《银屑病中医治疗专家共识》（2017 年版）中寻常型银屑病血热证治疗推荐的基本方，主治热入血分证。止痒合剂为赵炳南老先生经验方，此方养血散风止痒，皮肤瘙痒症最为适宜。两方相合，再添祛湿护胃之品，驱邪而不伤正，标本兼治，共奏清热凉血、祛风止痒之效，疗效显著。

中医治疗银屑病有明显优势，中医内治中的经典方及名家经验方，临床加以整体辨证，能有效改善皮损，缩短病程。但银屑病属于皮肤顽疾，病因病机复杂，涉及脏器多，症状多变，缠绵难愈，易复发，需坚持长期服药治疗。

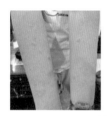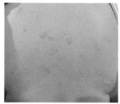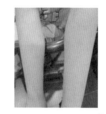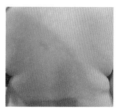

治疗前　　　　　　　　　　　　治疗后

小儿银屑病（血虚风燥证 1）

刘某，女，8 岁，黑龙江黑河人，2020 年 4 月 23 日初诊。

主诉：周身及头部泛发性红疹，伴脱屑、瘙痒半年余。

现病史：患儿家属代述，患儿半年前曾在当地个人诊所就诊，内服及外用中药治疗（具体不详），症状逐渐加重，故来求诊。刻下患者周身及头部出现红色泛发性斑疹，双腿尤为严重，上覆鳞屑，伴瘙痒。饮食尚可，大便干，平时易汗出。舌质淡红，舌苔白稍腻。

诊断：银屑病（血虚风燥证）

治则：养血润肤，祛湿解毒，祛风止痒

处方：养血润肤饮加减

土茯苓 15g	白鲜皮 10g	苦参 10g	黄芩 6g
防风 10g	刺蒺藜 10g	金银花 10g	连翘 10g
地肤子 15g	丹参 10g	白芍 10g	车前子 10g

牡丹皮 10g	赤芍 10g	生地黄 10g	当归 10g
麦冬 10g	蜂房 10g		

7剂，水煎服，每日半剂，分早晚饭后半小时温服。嘱其停用其他药物，避免接触碱性洗涤剂，同时忌食辛辣、生冷，忌食海鲜等荤腥动风之物，调情志，慎起居，注意休息（下同）。

二诊：2020年5月7日。患儿家属代述，患儿服药后病情有所好转，斑疹变薄，颜色变淡，瘙痒减轻，无新发皮疹，但瘙痒出汗后加重，食眠尚可，二便调。上方加地骨皮 10g，7剂，水煎服，每日半剂，分早晚饭后半小时温服。

三诊：2020年5月21日。患儿家属代述，患儿服药后病情持续好转，皮疹明显变薄、颜色变淡，瘙痒明显减轻，无新发皮疹。平时仍易汗出，余正常。上方去黄芩，加桑白皮 10g。7剂，水煎服，每日半剂，分早晚饭后半小时温服。

四诊：2020年6月4日。患儿家属代述，患儿皮疹明显消退，仅留色素沉着，基本已无瘙痒。余均正常。继续服用上方7剂，水煎服，每日半剂，以巩固疗效。随诊。

◆**按语**

银屑病是临床常见的一种红斑鳞屑性皮肤病，病程较长，易复发，缠绵难愈，给患者的身心健康带来严重的不良影响。中医认为：银屑病多因情志内伤，气机壅滞，郁久化火，心火亢盛，致毒热伏于营血；或因饮食失节，过食腥发动风之物，湿热内蕴，郁久化热，复感风热毒邪而发病；或阴血亏虚，气血失和，化燥生风，肌肤失养而致。本案为小儿银屑病，为血虚风燥证，该患儿平时饮食较差，身体瘦弱，阴血亏虚，故斑疹颜色淡红，表面有脱屑、瘙痒，治当养血润肤、祛风止痒、祛湿解毒。方用养血润肤饮加减。方中运用凉血、活血、养血之牡丹皮、丹参、当归、川芎，配合防风、刺蒺藜、白鲜皮、苦参祛风止痒，兼施土茯苓、地肤子、金银花、连翘等祛湿解毒，全方共奏养血活血、祛湿解毒、祛风止痒之效，取得良好效果。

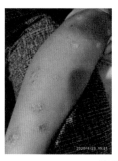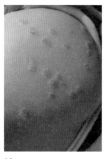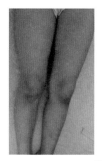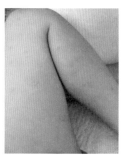

服药前　　　　　　　　　　　服药后

小儿银屑病（血虚风燥证2）

王某，女，13岁，黑龙江哈尔滨人，2021年3月1日初诊。

主诉：全身泛发淡红色斑疹，表面有脱屑，伴瘙痒6年余。

现病史：家属代述，患儿未经系统治疗，常自用外用药（具体不详），症状逐渐加重。初诊见：全身泛发淡红色斑疹，表面有脱屑，偶有瘙痒，以上肢为重，自觉皮肤干燥。口干口苦，大便稍干，小便正常。舌质淡紫，舌尖红，苔薄白，脉弦细稍数。

诊断：小儿银屑病（血虚风燥证）

治则：养血滋阴润肤，清热祛风止痒

处方：当归饮子合止痒合剂加减

当归 15g	生地黄 20g	川芎 15g	防风 15g
刺蒺藜 15g	荆芥 15g	牡丹皮 20g	栀子 10g
土茯苓 20g	地肤子 20g	白鲜皮 20g	苦参 10g
徐长卿 15g	金银花 15g	连翘 15g	黄芩 6g
茵陈 15g	丹参 15g	炒薏苡仁 20g	泽泻 15g
车前子 15g			

7剂，水煎服，每日半剂，半量服用，分早晚饭后半小时温服。嘱其停用其他药物，同时忌食辛辣、生冷，忌食海鲜等荤腥动风之物，调情志，慎起居，注意休息（下同）。

二诊：2021年3月15日。患儿服药后症状有所好转，斑疹颜色变淡，脱屑减少，瘙痒明显减轻，无新发皮疹，余同前。上方加半枝莲10g，7剂，水煎服，每日半剂，半量服用，分早晚饭后半小时温服。

三诊：2021年3月29日。患儿服药1个月，症状持续好转，斑疹面积有消退，颜色变淡，脱屑明显减少，无明显瘙痒，口干口苦减轻，余正常。上方去地肤子，7剂，水煎服，每日半剂，半量服用，分早晚饭后半小时温服。

四诊：2021年4月12日。患儿服药后症状好转，斑疹明显消退，颜色变淡，无明显脱屑、瘙痒，皮肤干燥减轻，无口干口苦，余正常。上方去茵陈，加玄参15g。7剂，水煎服，每日半剂，半量服用，分早晚饭后半小时温服。

五诊：2021年4月26日。患儿服药近2个月，症状持续好转，斑疹消退仅留有少量色素沉着，皮肤干燥明显缓解，无口干口苦，余正常。原方7剂，水煎服，每日半剂，半量服用，分早晚饭后半小时温服。随诊。

◆**按语**

本案为银屑病之血虚风燥证，该患年幼体弱，气血不足，肌肤失养发为本病，故斑疹色淡，鳞屑较薄，皮损较轻，瘙痒症状不明显。方用当归饮子合止痒合剂加减，方中当归、生地黄、川芎润燥养血活血，防风、刺蒺藜、荆芥、地肤子、白鲜皮、苦参祛风止痒，栀子、黄芩、茵陈清脏腑热，金银花、连翘清热解毒，牡丹皮、丹参凉血活血，土茯苓、徐长卿、泽泻、车前子增强祛湿之力，炒薏苡仁健脾利湿。

止痒合剂为赵炳南先生经验方，具有养血散风止痒之功效，主治瘙痒性皮肤病。当归饮子具有养血润燥之功效，组方中再添清热祛湿护胃之品，标本兼顾，全方共奏养血滋阴润肤、清热祛风止痒之效，临床中取得了良好效果。

银屑病属于皮肤顽疾，病因病机复杂，涉及脏器多，症状多变，虚实相兼，缠绵难愈，有复发倾向，需坚持长期服药治疗。

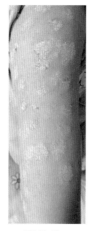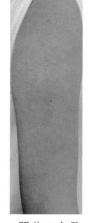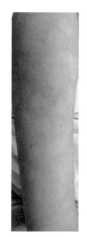

服药前	服药1个月	服药2个月

小儿银屑病（血虚风燥证3）

李某，男，10岁，2021年11月8日初诊。

主诉：全身泛发性斑疹，表面有鳞屑伴瘙痒半年，加重2个月。

现病史：患儿前胸、后背、下肢等部位出现泛发性小圆形斑疹，斑疹肥厚，色淡红，表面覆有鳞屑，瘙痒剧烈，遇热或出汗加重。该患曾在儿童医院治疗，诊断为"银屑病"，外用他克莫司软膏、川柏止痒洗剂，口服复方甘草酸苷片等，效不显，症状逐渐加重。该患平素食欲不佳，口干口苦，口有异味，二便正常。舌质淡紫，舌边尖红，苔薄白，脉弦滑稍数。

诊断：银屑病（血虚风燥证）

治则：凉血活血，祛湿解毒，祛风止痒

处方：

土茯苓 20g	牡丹皮 15g	赤芍 10g	白茅根 15g
生地黄 10g	黄芩 6g	防风 10g	刺蒺藜 15g
金银花 15g	连翘 15g	栀子 10g	丹参 15g
地肤子 15g	徐长卿 10g	炒薏苡仁 15g	泽泻 10g
车前子 10g	茜草 15g	茵陈 20g	白鲜皮 20g
苦参 10g			

7剂，水煎服，每日1剂，半量服用，分早晚饭后半小时温服。停用其他药物，同时忌食辛辣、生冷，忌食海鲜等荤腥动风之物，调情志，慎起居，注意休息（下同）。

二诊：2021年11月15日。患儿服药后整体症状有所改善，斑疹颜色较前略有变淡，有少量新发皮疹，瘙痒遇热明显，余同前。继续服用上方14剂，水煎服，每日1剂，半量服用，分早晚饭后半小时温服。

三诊：2021年11月30日。患儿症状明显好转，瘙痒明显减轻，斑疹颜色明显变淡，表面鳞屑变薄，口干改善，无新发皮疹，余同前。调整方药如下：

土茯苓 20g	白鲜皮 15g	苦参 10g	防风 15g
刺蒺藜 20g	当归 15g	川芎 15g	牡丹皮 20g
栀子 15g	金银花 15g	连翘 15g	地肤子 20g
徐长卿 10g	丹参 15g	莪术 10g	生地黄 15g
赤芍 15g	炒薏苡仁 15g	泽泻 15g	车前子 15g

7剂，水煎服，每日1剂，半量服用，分早晚饭后半小时温服。

四诊：2021年12月6日。患儿服药后症状持续好转，斑疹变薄，颜色变淡，鳞屑明显减少，瘙痒较前减轻，口干口苦缓解，余正常。上方加茵陈15g，黄芩5g。14剂，水煎服，每日1剂，半量服用，分早晚饭后半小时温服。

五诊：2021年12月21日。患儿通过视频就诊，家属代述，患儿症状明显好转，瘙痒明显减轻。从照片上看，斑疹明显消退、变薄、颜色变淡。无明显口干口苦，余正常。原方7剂，水煎服，每日1剂，半量服用，分早晚饭后半小时温服，继续巩固治疗。随诊。

◆ **按语**

本案为小儿银屑病，辨证为血虚风燥证，该患平时学习压力较大，致肝郁化火，心火亢盛，热毒伏于营血，泛溢肌肤，外感风热毒邪而发病。因平时饮食较差，身体瘦弱，阴血亏虚，故斑疹颜色淡红，表面有脱屑，瘙痒。治当凉血活血，祛湿解毒，祛风止痒。方中重用土茯苓祛湿解毒，犀角地黄汤加金银花、连翘等清热凉血解毒，用止痒合剂（赵炳南验方）加地肤子等祛风止痒。全方共奏凉血活血、祛湿解毒、祛风止痒之效，取得良好效果。

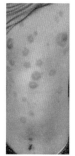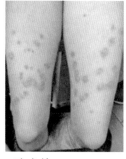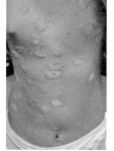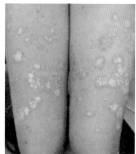

治疗前　　　　　　　　　　　　　服药半个月

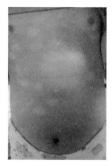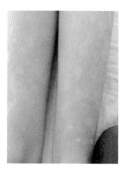

服药1个月余

银屑病性红皮症（热入营血证1）

丁某，男，56岁，黑龙江哈尔滨人，2019年3月21日初诊。

主诉：周身泛发性红斑，脱屑伴瘙痒5年，加重1个月。

现病史：该患自述患病5年余，未经系统治疗，常自用外用药，在当地诊所治疗，服中药秘方（具体药物不详），症状逐渐加重。1个月前无明显诱因全身泛发性斑疹，色紫红，以后背部为主，斑疹肥厚干燥，脱屑较多，伴瘙痒，剧烈运动后及夜间瘙痒加重，时有痛感，患者怕冷，汗少，二便基本正常。舌质紫暗，舌体稍大，苔薄白。脉弦滑稍数。

诊断：银屑病性红皮症（热入营血证）

治则：清热解毒，凉血活血，健脾利湿，祛风止痒

处方：犀角地黄汤合清瘟败毒饮加减

| 牡丹皮20g | 赤芍10g | 白茅根20g | 生地黄20g |

玄参 15g	大青叶 20g	黄芩 10g	黄连 10g
知母 10g	金银花 15g	连翘 10g	防风 10g
刺蒺藜 20g	当归 15g	川芎 15g	土茯苓 20g
地肤子 20g	炒薏苡仁 20g	陈皮 10g	丹参 20g
泽泻 15g	车前子 10g	茜草 15g	栀子 10g
白鲜皮 20g	苦参 10g		

14剂，水煎服，每日1剂，分早晚饭后半小时温服。嘱其停用其他药物，同时忌食辛辣、生冷、忌食海鲜等荤腥动风之物，调情志，慎起居，注意休息（下同）。

二诊：2019年4月4日。患者服药后，自觉瘙痒减轻，仍有干燥脱屑，时有疼痛，平素怕冷，汗少，大便稍稀。舌质淡紫，舌体稍大，舌尖偏红，脉弦滑稍数。上方去泽泻，加白芍15g，徐长卿10g。14剂，水煎服，每日1剂，分早晚饭后半小时温服。

三诊：2019年4月18日。患者服上方14剂后，自觉斑疹变软、变薄，仍时有瘙痒，怕冷，不易出汗，大便正常，舌脉无明显变化。上方去茜草、白芍、黄芩，加白花蛇舌草15g，苍术10g，黄柏10g，制何首乌10g。14剂，水煎服，每日1剂，分早晚饭后半小时温服。

四诊：2019年5月2日。患者自觉瘙痒明显减轻，怕冷症状有所缓解，斑疹明显变薄、变软，面积缩小，但小腿时有瘙痒，二便正常，舌质淡红，苔薄白，脉弦滑稍数。处方：

牡丹皮 20g	赤芍 15g	白茅根 15g	生地黄 20g
大青叶 20g	金银花 15g	连翘 15g	黄芩 10g
防风 10g	刺蒺藜 20g	当归 15g	川芎 15g
土茯苓 20g	地肤子 20g	丹参 20g	鸡血藤 20g
苦参 10g	白鲜皮 20g	车前子 10g	泽泻 15g
黄柏 10g	知母 10g	薏苡仁 20g	陈皮 10g
玄参 15g			

21剂，水煎服，每日1剂，分早晚饭后半小时温服。

五诊：2019年5月23日。患者来诊，皮肤病情明显缓解，斑疹面积明显缩小，斑疹变薄，脱屑减少，偶有瘙痒，二便正常。舌质淡紫，苔薄白，脉弦滑稍数。上方去泽泻，加制何首乌10g，牛膝10g。14剂，水煎服，每日1剂，分早晚饭后半小时温服。随诊。

◆**按语**

本案为银屑病性红皮症，是银屑病中较为常见的证型，常由寻常型银屑病进展期使用刺激性较强药物或长期大量应用皮质类固醇药物，减量或停药方法不当所致。祖国医学认为此病病因病机为心火炽盛兼感毒邪，郁火流窜，入于营血，气血两燔，蒸灼肌肤而发。患者皮疹表现十分典型：呈现弥漫性大面积的红色斑疹，肥厚脱屑，瘙痒难忍。方用犀角地黄汤合清瘟败毒饮加减，重在清热泻火，凉血解毒，同时养阴生津以顾护阴液。方中丹参、鸡血藤活血散瘀，同时佐以土茯苓、金银花、连翘、地肤子等祛湿解毒之品，兼施防风、刺蒺藜、白鲜皮、苦参等以祛风燥湿止痒。另外，此病需长期服药治疗，故加炒薏苡仁、陈皮，以健脾护胃。

银屑病性红皮症属久病重症，"沉疴"当用重剂，方可化险为夷。故方中重用清热凉血，祛湿解毒之品，同时遵从古训，即"先治病，合气血，调脾胃"，既要重视"邪侵正"，也要关注"正胜邪"，才能取得显著疗效。

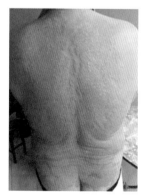
服药前

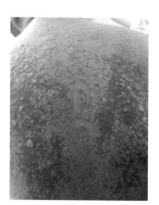
服药2个月后

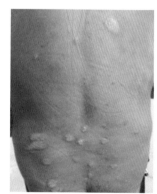
服药4个月后

银屑病性红皮症（热入营血证2）

林某，男，18岁，黑龙江哈尔滨人，2020年11月8日初诊。

主诉：全身泛发性红斑，脱屑伴瘙痒2年余，近日加重。

现病史：患者自述未经系统治疗，曾点滴过激素类药物，症状逐渐加重。现症见：全身泛发性斑疹，色紫红，前腹后背尤为严重，斑疹肥厚干燥，脱屑较多，时有瘙痒，夜间瘙痒加重。患者平素不易出汗，口干口苦，食眠尚可，二便基本正常。舌质紫暗，舌尖红，苔薄白，脉弦滑稍数。

诊断：银屑病性红皮症（热入营血证）

治则：清营解毒，凉血护阴

处方：解毒清营汤加减

牡丹皮20g	赤芍15g	白茅根20g	生地黄15g
玄参15g	黄芩10g	茵陈20g	土茯苓20g
白鲜皮15g	苦参10g	生石膏15g	知母15g
丹参15g	莪术10g	地肤子15g	泽泻15g
车前子10g	炒薏苡仁20g	金银花15g	连翘15g
蒲公英15g	栀子10g		

7剂，水煎服，每日1剂，早晚饭后温服。嘱停用其他药物，同时禁烟酒，忌食辛辣、生冷，忌食海鲜等荤腥动风之物，调情志，慎起居（下同）。

二诊：2020年11月15日。患者服药后，症状较前好转，斑疹变薄，颜色变淡，瘙痒减轻，但仍有干燥脱屑，口干口苦减轻，余同前。上方加防风15g，刺蒺藜20g。7剂，水煎服。

三诊：2020年11月22日。患者服药半月后，症状明显减轻，皮屑变少，斑疹颜色变淡，瘙痒明显减轻，无新发斑疹，仍有干燥脱屑，余同前。上方加徐长卿15g，7剂，水煎服。

四诊：2020年11月29日。患者服药后，斑疹面积缩小，皮损变薄，少量脱屑，颜色变淡，无明显瘙痒，皮肤干燥减轻，稍有口干口苦，余同前。上方7剂，水煎服。

五诊：2020年12月6日。患者服药1个月后，皮肤斑疹基本消退，无脱屑，留有色素沉着，无明显瘙痒，无明显口干口苦，余正常。原方14剂，水煎服，以巩固疗效。随诊。

◆**按语**

本案为银屑病性红皮症，是银屑病分型中的一种，银屑病俗称"牛皮癣"，是一种常见的红斑鳞屑性皮肤病。银屑病性红皮症的发生，一部分是因牛皮癣损害严重，自然发展而成，大部分则是由于治疗不当致使全身出现弥漫性潮红，大量脱屑，并伴有发烧等症状。祖国医学认为是心火炽盛兼感毒邪，郁火流窜，入于营血，蒸灼肌肤而发，治宜清营解毒，凉血护阴。

方用解毒清营汤加减，方中牡丹皮、赤芍、白茅根、生地黄清营凉血，金银花、连翘、蒲公英清热解毒，生石膏、知母清气分热，黄芩、茵陈、栀子清脏腑热，玄参滋阴清热，丹参、莪术活血祛瘀，土茯苓、泽泻、车前子祛湿解毒，白鲜皮、苦参、地肤子祛风燥湿止痒。此病需长期服药治疗，故加炒薏苡仁，以健脾护胃。解毒清营汤为赵炳南老先生临床经验方，主要治疗气营两燔、毒血偏盛证。此案组方驱邪不伤正，标本兼治，诸药共奏清营解毒、凉血护阴之效。

银屑病属于皮肤顽疾，病因病机复杂，涉及脏器多，症状多变，虚实相兼，缠绵难愈，有复发倾向，需坚持长期服药治疗。

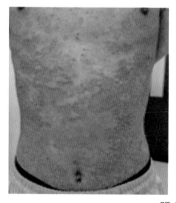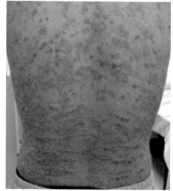

服药前

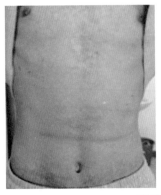
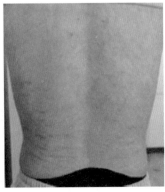

服药半个月

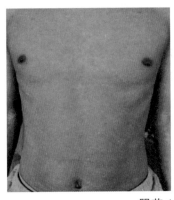
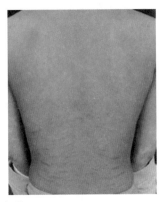

服药 1 个月

〰 银屑病性红皮症（热入营血证 3 ）〰

张某，女，57 岁，黑龙江鹤岗人，2021 年 3 月 29 日初诊。

主诉：四肢泛发性红斑，上覆鳞屑，伴瘙痒 20 年余，近日加重。

现病史：患者 20 年前被诊断"银屑病"，长期口服、外用药物治疗，效果不显，近日因劳累病情加重，在当地诊所点滴复方甘草酸苷、外用卡泊三醇、口服脱敏药，症状加重。初诊见：四肢泛发性红色斑疹，小腿部尤为严重，斑疹表面有脱屑、渗出、结痂，皮肤灼热，时有瘙痒，遇热及夜间症状加重。患者平素怕热，口干口苦，饮食尚可，眠差，大便干，2 ～ 3 日 1 行，小便调。舌质淡紫，舌尖红，苔薄白，脉弦细稍数。

诊断：银屑病性红皮症（热入营血证）

治则：清营解毒，凉血护阴，祛风止痒

方药：解毒清营汤加减

牡丹皮 15g	赤芍 10g	白茅根 15g	生地黄 10g
玄参 10g	黄芩 10g	茵陈 15g	白鲜皮 15g
苦参 10g	金银花 15g	连翘 15g	生石膏 15g
知母 10g	防风 10g	荆芥 10g	徐长卿 10g
丹参 15g	泽泻 15g	车前子 10g	炒薏苡仁 15g
茜草 15g	栀子 10g		

7 剂，水煎服，每日 1 剂，早晚饭后温服。嘱停用其他药物，同时禁烟酒，忌食辛辣、生冷，忌食海鲜等荤腥动风之物，调情志，慎起居（下同）。

二诊：2021 年 4 月 5 日。患者服药后，症状好转，斑疹变薄，渗出减少，脱屑和灼热感减轻，瘙痒明显缓解，口干口苦减轻，大便干有缓解，余同前。继续服用原方，7 剂，水煎服。

三诊：2021 年 4 月 12 日。患者症状明显好转，无新发斑疹，原有斑疹变薄，颜色变淡，结痂脱落处留有色素沉着，瘙痒和灼热感明显减轻，口干口苦缓解，睡眠改善，大便 1～2 日 1 行，余同前。上方去生石膏、知母，7 剂，水煎服。

四诊：2021 年 4 月 19 日。患者病情明显好转，皮损处留有色素沉着，表皮有少量脱屑，无灼热感，偶有瘙痒，无明显口干口苦，余正常。上方去茵陈，加地肤子 10g。7 剂，水煎服。

五诊：2021 年 4 月 26 日。患者皮肤斑疹基本消退，脱屑明显减少，色素沉着较前减少，无明显瘙痒，余正常。上方去茜草，14 剂，水煎服。随诊。

◆ **按语**

本案为银屑病性红皮症，是银屑病分型中的一种，银屑病俗称"牛皮癣"，是一种常见的红斑鳞屑性皮肤病。银屑病性红皮症的发生，一部分是因牛皮癣损害严重，自然发展而成。大部分则是由于治疗不当致使全身出现弥漫性潮红，大量脱屑，并伴有发烧等症状。祖国医学认为是心火炽盛兼感毒邪，郁火流窜，入于营血，蒸灼肌肤而发。

本案患病日久，郁久化火，致心火亢盛，毒热伏于营血，近期因劳累复发加重，兼感外邪，入于营血，发为此病。加之长期使用外用药，蕴湿化热感毒，湿热毒邪发于肌肤，兼患过敏性皮炎。治宜清营解毒，凉血护阴，祛风止痒。

方用解毒清营汤加减，此方为赵炳南先生临床经验方，方中牡丹皮、赤芍、白茅根、生地黄清营凉血，金银花、连翘清热解毒，生石膏、知母清气分热，黄芩、茵陈、栀子清脏腑热，玄参滋阴清热，丹参、茜草活血祛瘀，泽泻、车前子、徐长卿祛湿解毒，白鲜皮、苦参、防风、荆芥祛风燥湿止痒。此病需长期服药治疗，故加炒薏苡仁，以健脾护胃。此案组方驱邪不伤正，标本兼治，共奏清营解毒、凉血护阴、祛风止痒之效，疗效显著。

银屑病属于皮肤顽疾，病因病机复杂，涉及脏器多，症状多变，虚实相兼，缠绵难愈，有复发倾向，需坚持长期服药治疗。

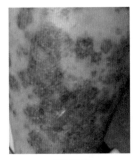 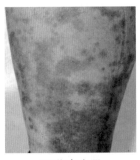 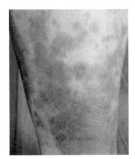

服药前　　　　　　　　服药半个月　　　　　　服药1个月

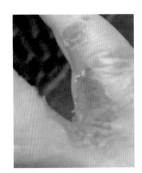 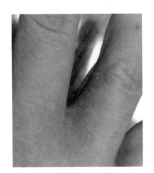 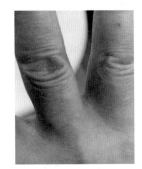

服药前　　　　　　　　服药半个月　　　　　　服药1个月

银屑病性红皮症（热入营血证 4）

林某，女，50 岁，黑龙江省哈尔滨市人，2022 年 8 月 20 日初诊。

主诉：全身出现泛发性红色斑疹，上覆鳞屑伴瘙痒 7 年余，加重 2 个月。

现病史：该患患病 7 年余，曾在当地医院诊治，诊断为"寻常型银屑病"，口服中药汤剂治疗，症状反复，2 个月前患感冒，服用"深海鱼油"，外用多种外用药（含激素类，具体不详）后，症状逐渐加重，故来求诊。现症见：患者全身泛发性斑疹，大腿处尤为严重，呈现大片斑疹，色红紫，斑疹肥厚干燥，脱屑较多，伴瘙痒。患者平素怕热，易出汗，遇热及夜间瘙痒加重，晨起口干口苦，纳差，睡眠较差（瘙痒所致），大便不成形，每日 1 次。舌质淡紫，舌边尖红，苔薄白，脉弦滑稍数。

诊断：银屑病性红皮症（热入营血证）

治则：清热解毒，凉血护阴，祛风止痒

处方：解毒清营汤加减

牡丹皮 20g	赤芍 15g	白茅根 15g	生地黄 15g
黄芩 10g	茵陈 15g	防风 10g	刺蒺藜 15g
金银花 15g	连翘 15g	地肤子 20g	徐长卿 10g
土茯苓 20g	白鲜皮 20g	苦参 10g	丹参 15g
莪术 10g	栀子 10g	炒薏苡仁 15g	泽泻 15g
车前子 10g			

14 剂，水煎服，每日 1 剂，早晚饭后半小时温服。嘱其停用其他药物。忌食辛辣、生冷，忌食海鲜等荤腥动风之物，调情志，慎起居（下同）。

二诊：2022 年 9 月 3 日。患者服药后，自觉瘙痒减轻，斑疹变薄，颜色稍有变淡，皮肤仍觉干燥，食欲较前改善，睡眠好转，小便较前变多，大便稍稀，每日 1 次。舌质淡紫，舌边尖红，苔薄白，脉弦滑稍数。上方去泽泻，加玄参 15g。14 剂，水煎服，每日 1 剂，早晚饭后半小时温服。

三诊：2022 年 9 月 17 日。患者服上方 14 剂后，自觉斑疹变软，斑疹有所消退，脱屑减少，仍时有瘙痒，口干口苦减轻，大便正常，舌脉无明显变化。上方去茵陈，加苍术10g，黄柏10g。14剂，水煎服，每日1剂，早晚饭后半小时温服。

四诊：2022年10月1日。患者述服药后症状明显好转，斑疹明显消退，颜色明显变淡，瘙痒减轻，脱屑减少，食眠可，近期时有腹胀，二便正常。舌质淡紫，舌边尖红，苔薄白，脉弦滑稍数。处方：

土茯苓 20g	白鲜皮 20g	苦参 10g	防风 10g
刺蒺藜 15g	黄芩 6g	当归 10g	川芎 10g
牡丹皮 20g	赤芍 15g	栀子 10g	金银花 15g
连翘 15g	地肤子 20g	徐长卿 10g	丹参 15g
桃仁 10g	生地黄 10g	泽泻 10g	车前子 10g
炒薏苡仁 15g	陈皮 10g		

14剂，水煎服，每日1剂，早晚饭后半小时温服。

五诊：2022年10月15日。患者自述服药后大腿处斑疹基本消退，皮肤光滑，小腿处斑疹较前明显好转，斑疹色白，粗糙、肥厚，未见新发皮疹，夜间时有瘙痒，食眠可，腹胀情况好转，二便正常。舌质淡紫，苔薄白，脉弦滑稍数。上方去掉地肤子、陈皮，加荆芥10g，茵陈10g。14剂，水煎服，每日1剂，早晚饭后半小时温服。随诊。

◆**按语**

本案为银屑病性红皮症，辨为热入营血证。本案病程日久，加之近期复感外邪，又不当地使用外用药，蕴湿化热感毒，湿热毒邪发于肌肤，而致此病。治宜清营解毒，凉血护阴，祛风止痒。方用解毒清营汤加减，此方为赵炳南先生临床经验方，方中牡丹皮、赤芍、白茅根、生地黄清营凉血，金银花、连翘清热解毒，黄芩泻肺火，栀子清心火，丹参、莪术活血祛瘀，土茯苓、泽泻、车前子祛湿解毒，白鲜皮、苦参、防风、刺蒺藜祛风燥湿止痒。此病需长期服药治疗，故加炒薏苡仁以健脾护胃。此案组方驱邪不伤正，标本兼治，共奏清营解毒、凉血护阴、祛风止痒之功效，取得满意疗效。

银屑病性红皮症属皮肤顽疾，病因病机复杂，涉及脏器多，症状多变，虚实相兼，缠绵难愈，且易复发，需要坚持长期服药治疗。

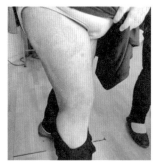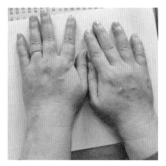

治疗前

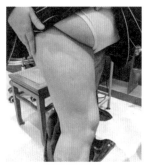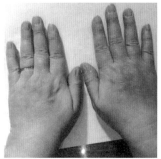

治疗后

掌跖脓疱病（湿热蕴结证）

张某，男，60岁，黑龙江哈尔滨人，2020年11月9日初诊。

主诉：双手掌、双足底脱皮，伴痒痛半年余。

现病史：患者自述半年前无明显诱因起病，曾在外院诊断为"银屑病"，口服阿维A胶囊、复方甘草酸苷、疗癣卡西甫丸，外用他克莫司、维A酸及激素药膏，手足部症状逐渐加重。现症见：双手掌、双足底多发深在性脓疱，破溃后结黄痂，伴有红斑、脱屑，瘙痒剧烈，时有烧灼感，行走有痛感，足背部轻度肿胀。十指甲凹陷浑浊，双肘部及头部可见数个斑疹，色白，伴脱屑，边界清，无明显痛痒。患者平素心烦易怒，食欲不振，睡眠不佳，二便调。舌质淡紫，舌边尖红，苔薄白，脉弦滑稍数。

诊断：掌跖脓疱病（湿热蕴结证）

治则：清热祛湿，凉血解毒

处方：

①方药：

土茯苓 15g	白鲜皮 15g	苦参 10g	黄芩 10g
茵陈 15g	黄柏 10g	炒薏苡仁 20g	陈皮 15g
牡丹皮 15g	栀子 10g	金银花 15g	连翘 15g
蒲公英 20g	紫花地丁 20g	防风 15g	刺蒺藜 20g
当归 15g	川芎 15g	丹参 20g	莪术 15g
生地黄 20g	地肤子 15g	泽泻 20g	车前子 15g
半枝莲 15g			

7剂，水煎服，每日1剂，早晚饭后温服。嘱停用其他药物，同时禁烟酒，忌食辛辣、生冷，忌食海鲜等荤腥动风之物，调情志，慎起居（下同）。

②三黄散和益康倍松乳膏按照1：2的比例调和，即调即用，晚睡前涂抹手足患部（下同）。

二诊：2020年11月16日。患者用药1周后，手足部红斑颜色变淡，脱屑减轻，瘙痒缓解，无新发皮疹，自觉手部干紧，余同前。上方加玄参15g，14剂，水煎服。

三诊：2020年11月30日。患者用药半月余，手足部皮损变薄，瘙痒明显减轻，无新发皮疹。上方去泽泻，加滑石20g。14剂，水煎服。

四诊：2020年12月14日。患者服药1月余，手部皮屑基本消退，足部皮屑明显减少，留有色素沉着，无明显瘙痒，余均正常。上方去茵陈，加苍耳子10g，忍冬藤15g。14剂，水煎服，巩固治疗，停外用药。随诊。

◆**按语**

掌跖脓疱病属于慢性复发性疾病，其皮损局限于掌跖，为红斑基础上反复发作、时轻时重的无菌性脓疱，伴角化、脱屑，是银屑病众多分型中的一种，与祖国医学文献中记载的"白疕""干癣""蛇虱""松皮癣"相类似。多因禀赋不足，饮食失节或情志失调，伤及脾胃，致使脾湿内蕴，复感火热暑邪，湿热相搏，化为毒火，浸淫肌肤。本案证属湿热毒邪郁结于血分，治以清热祛湿、凉血解毒。

方中土茯苓祛湿解毒，白鲜皮、苦参、地肤子清热燥湿止痒，金银花、连翘、蒲公英、紫花地丁、半枝莲清热解毒疗疮消肿，黄芩、茵陈泻肺火，栀子泻火除烦，黄柏清热燥湿解毒，牡丹皮凉血活血，丹参、莪术活血祛瘀，当归、川芎行气活血，生地黄滋阴清热，泽泻、车前子清热利湿通淋，另加顾护脾胃之品。配合外用药涂抹手足患处，能有效缓解瘙痒疼痛的症状，减轻患者痛苦。以内治为主，外用为辅，内外治相结合，取得满意疗效。

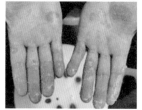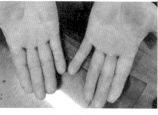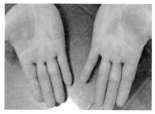

服药前　　　　　　服药半月余　　　　　　服药1个月后

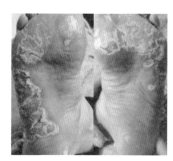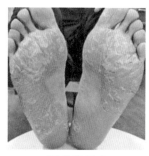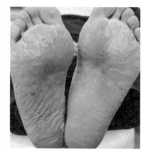

服药前　　　　　　服药半月余　　　　　　服药1个月后

二、湿疹

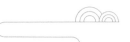

小儿湿疹（湿热内蕴证1）

王某，女，5岁，黑龙江哈尔滨人，2020年3月21日初诊。

主诉：面部、四肢片状红色斑丘疹，伴瘙痒1个月。

现病史：患儿家属代述该患自婴幼儿期即患有湿疹，常年反复发作，曾在当地诊所治疗（具体不详），疗效不佳，故来求诊。初诊见患者面部、四肢出现红色斑丘疹，上有少量渗出、结痂，伴瘙痒。饮食尚可，大便干。舌尖红，苔薄。

诊断：小儿湿疹（湿热内蕴证）

治则：祛湿解毒，清热凉血，祛风止痒

处方：犀角地黄汤合止痒合剂加减

土茯苓15g	白鲜皮15g	苦参10g	枇杷叶10g
炒薏苡仁15g	茯苓10g	陈皮10g	金银花10g
连翘10g	蒲公英15g	牡丹皮15g	赤芍10g
栀子10g	地肤子15g	泽泻10g	车前子10g
防风10g	荆芥10g		

7剂，水煎服，每日半剂，分早晚饭后半小时温服。嘱其停用其他药物，避免接触碱性洗涤剂，同时忌食辛辣、生冷，忌食海鲜等荤腥动风之物，调情志，慎起居，注意休息（下同）。

二诊：2020年4月4日。患者家属代述，患者服药后病情有所好转，皮疹颜色变淡，瘙痒减轻，无新发皮疹，食眠尚可，二便调。上方去泽泻，加生地10g，徐长卿10g，炒白术10g。7剂，水煎服，每日半剂，分早晚饭后半小时温服。

三诊：2020 年 4 月 18 日。患者服药后病情持续好转，原有皮疹明显消退、变干，已无渗出，面部皮疹也有所好转，但仍时有瘙痒。余正常。处方：

土茯苓 15	白鲜皮 15	苦参 10g	枇杷叶 10g
茵陈 10g	炒薏苡仁 15g	陈皮 10g	防风 10g
刺蒺藜 10g	金银花 10g	连翘 10g	当归 10g
川芎 10g	牡丹皮 15g	栀子 10g	地肤子 15g
泽泻 10g	车前子 10g	生地黄 10g	

7 剂，水煎服，每日半剂，分早晚饭后半小时温服。

四诊：2020 年 5 月 2 日。患者面部皮疹逐渐消退，好转明显，腿部皮疹偶有瘙痒。余均正常。上方去刺蒺藜、泽泻，加荆芥 10g，丹参 10g。7 剂，水煎服，每日半剂，分早晚饭后半小时温服。

五诊：2020 年 5 月 16 日。患者病情明显好转，面部及上肢皮疹已基本消退，小腿皮疹大部分消退，瘙痒明显减轻。舌质淡，苔薄白。处方：

土茯苓 15g	白鲜皮 15g	苦参 10g	防风 10g
刺蒺藜 15g	当归 10g	川芎 10g	金银花 10g
连翘 10g	蒲公英 15g	炒薏苡仁 15g	陈皮 10g
牡丹皮 15g	赤芍 10g	地肤子 15g	生地黄 10g
丹参 10g	泽泻 10g	车前子 10g	

7 剂，水煎服，每日半剂，分早晚饭后半小时温服。随诊。

◆ **按语**

小儿湿疹是临床常见的一种变态反应性皮肤病，分为急性、亚急性、慢性三期。急性期以丘疱疹为主，具有渗出倾向；亚急性期渗出减轻，糜烂面结痂、脱屑；慢性期则以干燥、脱屑、苔藓样变为主。其皮损形态多样，瘙痒剧烈，且易反复发作。随着生活环境、饮食结构的不断变化，小儿湿疹的发病率明显增高，好发于头面部、肘窝、腘窝及臀部等处。本病与祖国医学文献中记载的"湿疮""奶癣""乳癣"相类似。中医认为本病病因为母亲怀孕时多食膏粱厚味、鱼腥海味等发物，母食五辛，遗热于儿；或因母亲情志内伤，易于发怒，肝火内动，遗热于儿；或因产后哺乳失当，饮食不节，脾胃虚弱，过食肥甘，以致脾失健运、湿热内生。

　　本案小儿湿疹，辨为湿热内蕴证，是由婴儿湿疹久治不愈，迁延而来。婴儿湿疹，是一种婴儿中常见的过敏性疾病，若治疗不当长期反复发作可继续发展至儿童期甚至成人期。"湿"性重浊黏腻，易耗血伤阴，化燥生风，故缠绵不愈，反复发作。治疗用犀角地黄汤与止痒合剂加减，同时用土茯苓以祛湿解毒，兼施清热凉血、祛风止痒、健脾利湿之品，标本兼治，取得满意疗效。

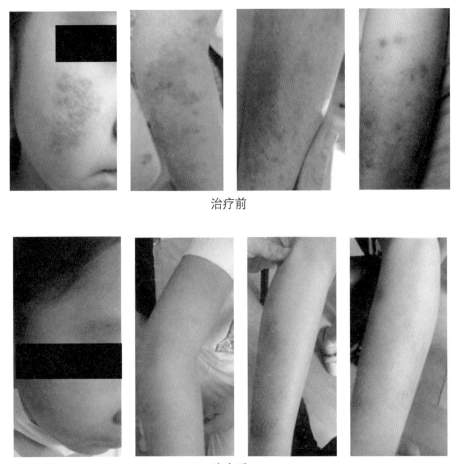

治疗前

治疗后

小儿湿疹（湿热内蕴证 2）

王某，男，8 岁，黑龙江齐齐哈尔人，2020 年 12 月 12 日初诊。

主诉：双腿泛发性红色斑丘疹，伴瘙痒 2 年余，加重 1 周。

现病史：家属代述，患儿自婴幼儿期即患有湿疹，常年反复发作，曾在当地诊所治疗，注射提高免疫力药物及外用药膏（具体不详），疗效不佳，近日食用螃蟹后症状加重，故来求诊。初诊见：患者双腿泛发性红色斑丘疹，上有少量渗出，瘙痒剧烈，瘙痒遇冷及夜间加重，搔抓后出血破溃、结痂。口苦，饮食尚可，二便调。舌质淡紫，舌尖红，苔白。

诊断：小儿湿疹（湿热内蕴证）

治则：祛湿解毒，清热凉血，祛风止痒

处方：解毒清营汤与止痒合剂加减

白鲜皮 15g	苦参 10g	防风 10g	刺蒺藜 10g
黄芩 6g	茵陈 10g	炒薏苡仁 15g	陈皮 10g
当归 10g	川芎 10g	牡丹皮 15g	赤芍 10g
生地黄 15g	金银花 10g	连翘 10g	蒲公英 15g
地肤子 15g	车前子 15g	土茯苓 15g	丹参 15g

5 剂，水煎服，每日半剂，早晚饭后半小时温服。嘱其停用其他药物，同时忌食辛辣、生冷，忌食海鲜等荤腥动风之物，调情志，慎起居（下同）。

二诊：2020 年 12 月 22 日。患者家属代述，患者服药后病情有所好转，皮疹颜色变淡，瘙痒减轻，无新发斑疹，口苦减轻，食眠尚可，二便调。上方加泽泻 15g，5 剂，水煎服，每日半剂，早晚饭后半小时温服。

三诊：2021 年 1 月 1 日。患者服药后病情持续好转，斑疹明显消退、变干，已无渗出，瘙痒明显减轻，余正常。原方 5 剂，水煎服，每日半剂，早晚饭后半小时温服。

四诊：2021 年 1 月 11 日。患者双腿斑丘疹基本消退，颜色变淡，留有色素沉着，偶有瘙痒，余均正常。原方 5 剂，水煎服，每日半剂，早晚饭后半小时温服。随诊。

◆按语

本案小儿湿疹，辨为湿热内蕴证，是由婴儿湿疹治疗不当所致，治疗用解毒清营汤与止痒合剂加减。治疗小儿湿疹苦寒之味不宜过多，应以甘寒清热药物为主，且小儿湿疹多与消化不良有关，故常佐以健胃消导之品。同时兼施凉血活血、祛风止痒、祛湿解毒之药，标本兼治，才能取得满意疗效。

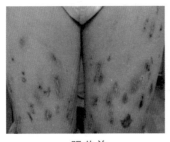 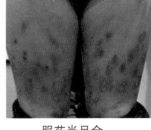 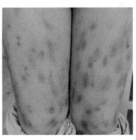

服药前　　　　　　　　服药半月余　　　　　　服药1个月后

小儿湿疹（湿热内蕴证3）

陈某，男，8岁，黑龙江省哈尔滨市人，2022年7月17日初诊。

主诉：全身出现泛发性红色斑丘疹，伴瘙痒3年余。

现病史：患者自述发病初曾在当地医院诊治，诊断为"特应性皮炎"，外用地奈德乳膏、硼酸氧化锌乳膏等2年余，效果不佳，症状逐渐加重，故来求诊。现症见：患者后颈部、右肘窝、腘窝处泛发性红色斑丘疹，皮损处皮肤肥厚，有色素沉着，瘙痒剧烈，遇热及夜间症状加重。患者近期饮食正常，睡眠较差（皮肤瘙痒所致），二便正常。舌质淡紫，舌尖红，苔白腻。

诊断：小儿湿疹

治则：清热凉血，祛湿解毒，祛风止痒

处方：土茯苓汤加减

土茯苓 15g	白鲜皮 15g	苦参 10g	防风 10g
刺蒺藜 15g	荆芥 10g	黄芩 5g	茵陈 10g
当归 10g	川芎 10g	牡丹皮 15g	赤芍 15g
栀子 10g	金银花 10g	连翘 10g	地肤子 15g
徐长卿 10g	丹参 15g	生地黄 15g	泽泻 15g

车前子 10g

7剂，水煎服，每日半剂（服14天），日服2次，早晚饭后半小时温服，每次60～70mL。嘱其忌食辛辣、生冷，忌食海鲜等荤腥动风之物，调情志，慎起居（下同）。

二诊：2022年8月7日（患儿服14天后，停药1周）。自觉服药2周后症状好转，斑疹有所消退，瘙痒有所减轻，皮损处皮肤较粗糙，无新发皮疹，睡眠较前改善，大便稍稀，每日2次。舌质淡紫，舌尖稍红，苔白稍腻。上方去荆芥，加莪术10g。7剂，水煎服，每日半剂，日服2次，早晚饭后半小时温服，每次60～70mL。

三诊：2022年8月21日。患者自述服药后，病情明显好转，斑疹持续消退，颜色变淡，瘙痒进一步减轻，偶有遇热后瘙痒，睡眠正常，二便正常。舌质淡紫，舌尖稍红，苔薄白稍腻。上方去刺蒺藜、泽泻，加炒薏苡仁10g。7剂，水煎服，每日半剂，日服2次，早晚饭后半小时温服，每次60～70mL。

四诊：2022年9月4日。患者服药后斑疹已基本消退，颜色趋于正常肤色，瘙痒基本缓解，皮肤较前光滑，仅留色素沉着，饮食睡眠正常，二便正常。舌质淡紫，舌尖稍红，苔薄白。上方去地肤子，7剂，水煎服，每日半剂，日服2次，早晚饭后半小时温服，每次60～70mL，继续巩固治疗。随诊。

◆ **按语**

本案小儿湿疹，辨为湿热内蕴证。多因胎中遗热遗毒，久治未愈，湿热伏于体内，外受风邪所侵，内外两邪相搏，风湿热邪浸淫肌肤所致。治疗原则为清热凉血，祛湿解毒，祛风止痒，方用土茯苓汤加减。土茯苓汤，是名老中医王玉玺教授临床经验方，临床上多用于治疗湿热蕴结之证。本次处方中土茯苓祛湿解毒，白鲜皮、苦参燥湿止痒，防风、荆芥祛风止痒，金银花、连翘清热解毒，黄芩、栀子清上焦之热，地肤子、徐长卿祛湿止痒，牡丹皮、赤芍凉血并活血化瘀，丹参、当归、川芎加强其活血之力，泽泻、车前子清热利湿、使热从下行，又恐其利湿太过而耗伤阴液，酌加生地黄养阴清热。全方共奏清热凉血、祛湿解毒、祛风止痒之效，刚柔并济，标本兼治，临床上取得满意疗效。

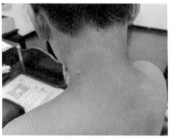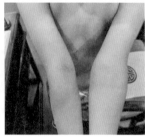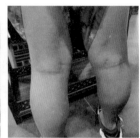

治疗前

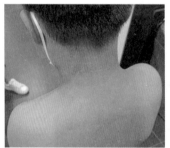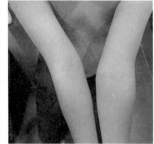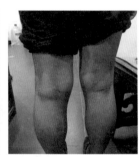

治疗中

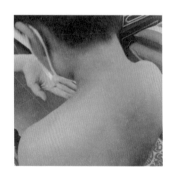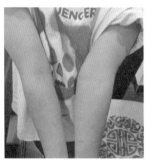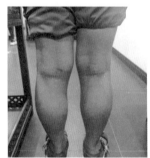

治疗后

小儿湿疹（湿热内蕴证4）

王某，女，8岁，黑龙江省哈尔滨市人，2022年8月28日初诊。

主诉：全身皮肤干燥瘙痒、反复起红色斑丘疹8年。

现病史：患儿母亲代述，患儿自出生起即患"婴儿湿疹"，久治不愈，反复发作，现长期外用艾洛松软膏，停药后反复，症状逐渐加重，故来求诊。现症见：患者头皮处有淡红色皮疹，脱屑，双小腿散在红色斑丘疹，皮肤粗糙肥厚，有色素沉着。患者自述瘙痒剧烈，遇热症状加重，皮肤发干，近期饮食正常，睡眠较差（皮肤瘙痒所致），大便干，每日1次。舌质淡紫，舌尖红，苔白腻。

诊断：小儿湿疹

治则：清热凉血，祛湿解毒，祛风止痒

处方：土茯苓汤加减

土茯苓 15g	白鲜皮 15g	苦参 10g	防风 10g
刺蒺藜 15g	荆芥 10g	黄芩 6g	当归 10g
川芎 10g	牡丹皮 15g	赤芍 15g	栀子 10g
金银花 10g	连翘 10g	地肤子 15g	徐长卿 10g
丹参 15g	生地黄 15g	炒薏苡仁 15g	泽泻 10g
车前子 10g			

7剂，水煎服，每日半剂（服14天），日服2次，早晚饭后半小时温服，每次60～70mL。嘱其忌食辛辣、生冷，忌食海鲜等荤腥动风之物，停用其他外用药，调情志，慎起居（下同）。

二诊：2022年9月11日。患者服药2周后自觉症状好转，斑疹有所消退，瘙痒有所减轻，无新发皮疹，皮损处皮肤粗糙稍有好转，睡眠较前改善，晨起偶有口苦，小便稍频，大便稍稀，每日2次。舌质淡紫，舌尖稍红，苔白稍腻。上方去泽泻，黄芩减为5g，加茵陈10g。7剂，水煎服，每日半剂，日服2次，早晚饭后半小时温服，每次60～70mL。

三诊：2022年9月25日。患者自述服药后，病情明显好转，斑疹明显消退，颜色变淡，皮肤较前光滑，瘙痒基本缓解，睡眠正常，二便正常。舌质淡紫，舌尖稍红，苔薄白。上方原方续开7剂，水煎服，每日半剂，日服2次，早晚饭后半小时温服，每次60～70mL，继续巩固治疗。随诊。

◆按语

本案为小儿湿疹，辨为湿热内蕴证。多因胎中遗热遗毒，以致出生起即患病，迁延未愈，湿热之邪伏于体内，加之长期不当地使用外用药，毒邪侵袭肌表，内外两邪相搏，浸淫肌肤而发病。治疗原则为清热凉血、祛湿解毒、祛风止痒，方用土茯苓汤加减。土茯苓汤，是名老中医王玉玺教授临床经验方，临床上多用于治疗湿热蕴结之证。本次处方中土茯苓祛湿解毒，白鲜皮、苦参燥湿止痒，防风、荆芥、刺蒺藜祛风止痒，金银花、连翘清热解毒，黄芩、栀子清上焦之热，地肤子、徐长卿祛湿止痒，牡丹皮、赤芍、丹参凉血并活血化瘀，当归、川芎活血养血行气，泽泻、车前子清热利湿、使热从下行，又恐其利湿太过而耗伤阴液，酌加生地黄养阴清热；小儿脾胃易伤，另加炒薏苡仁顾护脾胃。全方共奏清热凉血、祛湿解毒、祛风止痒之效，刚柔并济，标本兼治，临床上取得满意疗效。

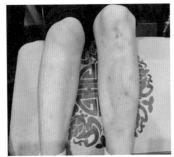 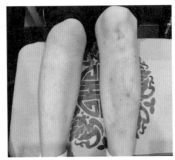

治疗前

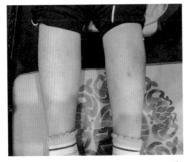 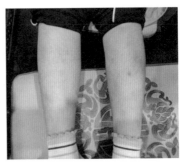

治疗后

急性湿疹（湿热蕴脾证1）

刘某，女，50岁，黑龙江漠河人，2020年5月20日初诊。

主诉：背、腰部及上肢泛发性红斑，伴瘙痒半年余。

现病史：患者半年前因长期处于厨房潮湿闷热环境，腰部出现红色斑疹，后逐渐加重。初诊见患者腰背部及上肢泛发性红色斑疹，腰背部尤为严重，伴剧烈瘙痒，瘙痒遇热、遇风加重。饮食尚可，二便调，平时易汗出。性格急躁、易怒。舌质淡紫，舌体大有齿痕，苔白，脉弦滑稍数。

诊断：急性湿疹（湿热蕴脾证）

治则：祛湿解毒，清热凉血，祛风止痒

处方：白鲜皮饮加减

土茯苓 20g	白鲜皮 20g	苦参 10g	黄芩 10g
茵陈 15g	防风 10g	刺蒺藜 20g	当归 10g
川芎 10g	金银花 15g	连翘 15g	蒲公英 20g
牡丹皮 20g	赤芍 15g	栀子 10g	地骨皮 10g
泽泻 15g	丹参 20g	地肤子 20g	生地黄 15g

7剂，水煎服，每日1剂，分早晚饭后半小时温服。嘱其停用其他药物，同时忌食辛辣、生冷，忌食海鲜等荤腥动风之物，调情志，慎起居，注意休息（下同）。

二诊：2020年5月27日。患者服药后病情有所好转，皮疹颜色变淡，瘙痒减轻，但仍有新发皮疹，瘙痒遇热加重。上方去茵陈，加玄参15g。14剂，水煎服，每日1剂，分早晚饭后半小时温服。

三诊：2020年6月10日。患者服药后病情明显好转，皮疹基本消退，瘙痒明显减轻。继续服用上方，以巩固疗效。随诊。

◆ **按语**

湿疹是一种常见的过敏性炎症性皮肤病，与祖国医学文献中记载的"湿疮""浸淫疮"相类似。多因饮食失节或过食腥发动风之品，伤及脾胃，脾失健运，致使湿热内蕴，脾为湿热所困，复感风、湿、热邪，内外相搏，充于腠理，浸淫肌肤，发为本病。"湿"性重浊黏腻，易耗血伤阴，化燥生风，故缠绵不愈，反复发作。本患长时间处于潮湿闷热环境，同时因疫情原因心烦急躁，加之饮食失节，共同导致本病的发生。治疗用白鲜皮饮加减，同时重用土茯苓以祛湿解毒，兼施清热凉血、祛风止痒之品，标本兼治，取得满意疗效。

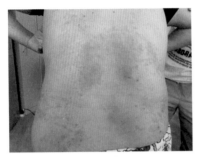
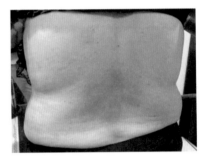

服药前　　　　　　　　　　　　　　服药3周后

急性湿疹（湿热蕴脾证2）

关某，男，15岁，黑龙江哈尔滨人，2020年11月16日初诊。

主诉：前胸、后背部出现泛发性红色斑疹，伴瘙痒1月余。

现病史：患者前胸、后背部泛发性红色斑疹，以后背部为重，伴剧烈瘙痒，遇热或夜间加重，自觉皮肤灼热。自述曾就诊于哈尔滨医科大学附属第一医院，诊断为"糠秕孢子菌毛囊炎"，口服盐酸西替利嗪片、维生素C片、维D₂磷酸氢钙片、伊曲康唑胶囊，外用夫西地酸乳膏，病情反复，效果不佳，故来应诊。该患平素嗜食甜品，近日因夜间瘙痒而睡眠不佳，皮肤灼热，易汗出，二便调。舌质淡紫，边尖红，苔薄白，脉弦滑稍数。

诊断：急性湿疹（湿热蕴脾证）

治则：清热凉血，祛湿解毒

处方：清瘟败毒饮加减

牡丹皮20g	赤芍15g	白茅根20g	生地黄15g
玄参10g	黄芩10g	茵陈15g	白鲜皮20g
苦参10g	防风10g	荆芥10g	金银花15g
连翘15g	蒲公英20g	生石膏15g	知母10g
地肤子20g	丹参15g	泽泻15g	车前子10g
炒薏苡仁15g	徐长卿10g	栀子10g	

7剂，水煎服，每日1剂，早晚饭后温服。嘱其停用其他药物，同时忌食甜腻、辛辣、生冷，忌食海鲜等荤腥动风之物，调情志，慎起居（下同）。

二诊：2020年11月23日。患者服药1周后，斑疹明显消退、颜色变淡，瘙痒明显减轻，颈部仍有少量新发斑疹，皮肤仍有灼热感，舌脉无明显变化。辨证治法同前，效不更方，继续服前方7剂，水煎服，每日1剂，早晚饭后温服。

三诊：2020年11月30日。患者服药2周后，病情明显好转，斑疹基本消退，无明显瘙痒，无新发斑疹，皮肤仍有热感，平素易汗出。舌脉无明显变化。以巩固疗效，上方去蒲公英，加地骨皮10g。7剂，水煎服，每日1剂，早晚饭后温服。随诊。

◆**按语**

湿疹是一种常见的过敏性炎症性皮肤病，与祖国医学文献中记载的"湿疮""浸淫疮"相类似。多因饮食失节或过食腥发动风之品，伤及脾胃，脾失健运，致使湿热内蕴，脾为湿热所困，复感风、湿、热邪，内外邪相搏，充于腠理，浸淫肌肤，发为本病。"湿"性重浊黏腻，易耗血伤阴，化燥生风，故缠绵不愈，反复发作。本患平素嗜食甜品，伤及脾胃，湿热内蕴，复感风邪，导致本病的发生。治疗用清瘟败毒饮加减。方中生石膏、知母清气分热，黄芩、栀子清上焦热，生地、赤芍、牡丹皮清热凉血散瘀，金银花、连翘、蒲公英清热解毒。加祛风止痒、护脾胃之品，标本兼治，取得满意疗效。

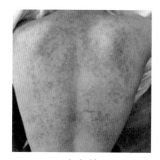
治疗前

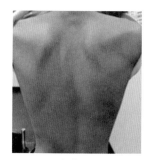
治疗后

急性湿疹（气血两燔证）

闫某，女，52岁，黑龙江绥化人，2021年7月20日初诊。

主诉：颈部、双上肢出现泛发性红色斑丘疹，伴瘙痒2个月余。

现病史：患者自述 2 个月前在哈尔滨市某三甲医院诊断"湿疹"，住院治疗，口服中药汤剂，注射激素，症状缓解。出院停用激素后出现严重的反弹，病情加重。现症见：患者颈部、两前臂出现泛发性红色斑疹，患处皮肤灼热，瘙痒剧烈。该患自用蜈黛软膏、樟脑软膏和炉甘石粉涂抹前颈部，稍有缓解。患者平素易怒，饮食尚可，睡眠较差，晨起口干，时有气短，二便正常。舌质淡紫，苔薄白，脉弦细稍数。

诊断：急性湿疹（气血两燔证）

治则：清热凉血，祛湿解毒

处方：清瘟败毒饮加减

生石膏 20g	知母 15g	黄芩 10g	栀子 15g
生地黄 10g	赤芍 15g	牡丹皮 15g	金银花 15g
连翘 15g	菊花 15g	蒲公英 20g	土茯苓 15g
白鲜皮 15g	苦参 10g	白茅根 15g	茵陈 20g
地肤子 15g	徐长卿 10g	丹参 15g	炒薏苡仁 20g
泽泻 15g	车前子 10g		

7 剂，水煎服，每日 1 剂，早晚饭后半小时温服。嘱其停用其他药物，同时忌食辛辣、生冷、忌食海鲜等荤腥动风之物，调情志，慎起居（下同）。

二诊：2021 年 7 月 27 日。患者服药后症状明显减轻，无新发皮疹，皮疹颜色变淡，瘙痒减轻，夜间时有瘙痒。舌质淡红，苔薄白，二便正常。效不更方，原方再服 14 剂，水煎服，每日 1 剂，早晚饭后温服。

三诊：2021 年 8 月 10 日。患者服药后病情持续好转，皮疹基本消退，颈部偶有新发斑丘疹，可自行消退，瘙痒明显减轻，口干症状好转。上方加玄参 15g，14 剂，水煎服，每日 1 剂，早晚饭后温服。

四诊：2021 年 8 月 24 日。患者自诉服药后总体症状明显减轻，近日颈部出汗后出现少量斑丘疹，色红伴瘙痒，可自行消退。上方加菊花 20g，14 剂，水煎服，每日 1 剂，早晚饭后温服。随诊。

◆按语

湿疹是一种常见的过敏性炎症性皮肤病，以红斑、丘疹、水疱、渗出、糜烂瘙痒和反复发作为主要特点，与祖国医学文献中记载的"湿疮""浸淫疮"相类似。本病虽形于外而实发于内，多由于饮食伤脾，外受湿热之邪而致。本病的发生是以各种因素所造成的内湿为主要基础，湿邪蕴久必然化热，所以湿热互结临床表现多见。

本案患者因住院治疗注射激素类药物，出院停用激素后，出现严重的反弹，表现出一派热毒入血、气血两燔之象。

治疗原则为清热凉血，祛湿解毒。方用清瘟败毒饮加减。清瘟败毒饮出自《疫疹一得》，功能清热解毒、凉血泻火，主治温病气血两燔证。本证整体上属湿热，体内蕴湿为本，郁久化热为标，所以治疗上本着"急则治其标，缓则治其本""治病必求于本"的原则，以大剂清热凉血药如黄芩、牡丹皮、赤芍、白茅根、生地黄等急治其标，同时又以车前子、泽泻、炒薏苡仁、茵陈、苦参等清热利湿，以达釜底抽薪、标本兼治的效果。再用土茯苓祛湿解毒，兼施清热解毒之金银花、连翘、蒲公英。白鲜皮、地肤子祛风止痒，丹参凉血活血，可防热与血结，共为佐药。临床上取得显著疗效。

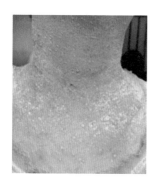 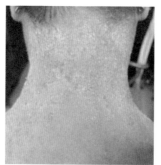 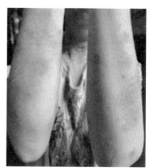

治疗前（涂抹炉甘石）

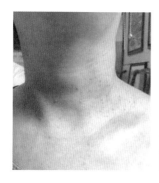 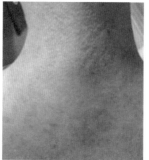 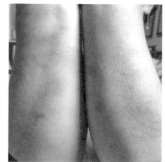

治疗后

湿疹（湿热内蕴证1）

郭某，男，60岁，黑龙江哈尔滨人，2019年4月9日初诊。

主诉：右上肢及左下肢起红色斑疹，伴瘙痒2年余，加重3天。

现病史：患者自述2年前无明显诱因起病，曾在多家三甲医院诊断为"湿疹"，口服盐酸奥洛他定片、派甘能，外用紫草当归搽剂、牛癣皮肤抑菌液、皮肤康，病情反复发作。3天前饮酒、食辛辣后症状逐渐加重。现症见：右上肢及左下肢起红色斑疹，色红肥厚，少许血性渗出，明显瘙痒，遇热及夜间加重。患者怕热，手足心热，口干口苦，睡眠欠佳，二便调。舌淡紫，舌边尖稍红，苔薄白，脉弦细稍数。

诊断：湿疹（湿热内蕴证）

治则：清热解毒祛湿，祛风止痒

处方：

土茯苓 15g	白鲜皮 15g	地肤子 15g	防风 10g
刺蒺藜 10g	当归 10g	川芎 10g	牡丹皮 20g
赤芍 10g	金银花 15g	连翘 10g	蒲公英 20
黄芩 10g	茵陈 15g	栀子 10g	炒薏苡仁 15g
陈皮 10g	泽泻 10g		

14剂，水煎服，每日1剂，分早晚饭后半小时温服。嘱其停用其他药物，同时忌食辛辣、生冷，忌食海鲜等荤腥动风之物，调情志，慎起居，注意休息（下同）。

二诊：2019年4月23日。患者服药后病情明显缓解，无新发，原有皮疹面积缩小、变薄，颜色变淡，瘙痒减轻，无明显渗出，手足心热缓解，口干口苦缓解。但仍有瘙痒，遇热及夜间加重，影响睡眠，余同前。上方去陈皮，加入丹参15g。14剂，水煎服，每日1剂，分早晚饭后半小时温服。

三诊：2019年5月7日。患者症状持续好转，原有斑疹变软，颜色变淡，面积缩小，瘙痒减轻，稍感手足心热，时有汗出，无口干口苦，睡眠改善，余正常。上方加地骨皮10g，14剂，水煎服，每日1剂，分早晚饭后半小时温服，继续巩固治疗。随诊。

◆**按语**

老年患者，饮食不节，伤及脾胃，脾失健运，湿热内生，复外感风湿热邪，阻于腠理，浸淫肌肤而发病。本案湿疹，辨证为湿热内蕴证。当以清热解毒祛湿、祛风止痒为治则。方用笔者临床经验方，方中用土茯苓、白鲜皮、地肤子以祛湿解毒止痒，防风、刺蒺藜祛风止痒，由于久病必及血分，加入当归、川芎、牡丹皮、赤芍凉血活血，金银花、连翘、蒲公英清热解毒，黄芩、茵陈、栀子清脏腑热，同时加入炒薏苡仁、陈皮祛湿兼护胃，加泽泻增强炒薏苡仁祛湿之力。诸药相配共奏清热解毒祛湿、祛风止痒之效，疗效显著。

湿疹缠绵难愈，易复发。治疗此病，需结合临床实际。患者需遵医嘱，坚持按时服药治疗，注意饮食，调节情志，避免长期处于湿热的环境。

湿疹（湿热蕴脾证2）

李某，男，75岁，黑龙江哈尔滨人，2021年5月5日初诊。

主诉：全身泛发红色斑疹，伴瘙痒10余年，加重1周。

现病史：患者自述10年前无明显诱因起病，曾在多家三甲医院诊断为"湿疹"，长期外用激素类药物，口服转移因子、脱敏药等，病情反复。1周前突发加重，现症见：后颈部、上肢前臂、腰胁部、大腿上外侧、手背部等泛发性斑疹，色红肥厚，瘙痒剧烈，遇热或出汗加重。平素喜饮酒、食辛辣，怕热，易汗出，心烦易怒，时有口干口苦，二便正常。舌质淡紫，舌边尖红，苔薄白，脉弦滑稍数。

诊断：泛发性湿疹（湿热蕴脾证）

治则：清热凉血，祛湿解毒，祛风止痒

处方：

土茯苓 15g	白鲜皮 15g	苦参 10g	防风 10g
荆芥 10g	刺蒺藜 15g	黄芩 10g	茵陈 15g
栀子 10g	当归 10g	川芎 10g	牡丹皮 20g
金银花 15g	连翘 15g	地肤子 15g	丹参 15g
莪术 10g	生地黄 15g	泽泻 15g	炒薏苡仁 15g

7剂，水煎服，每日1剂，分早晚饭后半小时温服。嘱其停用其他药物，同时忌食辛辣、生冷、忌食海鲜等荤腥动风之物，调情志，慎起居，注意休息（下同）。

二诊：2021年5月12日。患者服药后症状改善不明显，斑疹肥厚，搔抓后皮肤破溃有渗出，瘙痒较重，有少量新发皮疹，余同前。应用抗生素静脉滴注。继续服用上方，加菊花20g，改丹参15g为20g。7剂，水煎服，每日1剂，分早晚饭后半小时温服。

三诊：2021年5月19日。症状减轻，无明显渗出，瘙痒减轻，斑疹变薄，无新发皮疹，睡眠情况改善，余同前。停用抗生素，上方改白鲜皮15g为10g。14剂，水煎服，每日1剂，分早晚饭后半小时温服。

四诊：2021年6月2日。患者服药后症状持续好转，斑疹肥厚干燥减轻，颜色变淡，面积缩小，瘙痒较前减轻，睡眠情况改善，口干口苦缓解，余正常。上方去茵陈，加玄参15g。14剂，水煎服，每日1剂，分早晚饭后半小时温服。

五诊：2021年6月16日。患者症状持续好转，原有斑疹变软，瘙痒减轻，皮肤肥厚干燥明显缓解，睡眠尚可，无明显口干口苦，余正常。原方14剂，水煎服，每日1剂，分早晚饭后半小时温服，继续巩固治疗。随诊。

◆ **按语**

湿疹是一种常见的过敏性皮肤病，与祖国医学文献中记载的"湿疮""浸淫疮""四弯风"等类似。本病常因饮食失节或过食腥发动风之品，伤及脾胃，脾失健运，致湿热内蕴，复感风、湿、热邪，内外两邪相搏，充于腠理，浸淫肌肤，发为本病。"湿"性重浊黏腻，易耗血伤阴，化燥生风，故本病缠绵难愈，且反复发作。

本案患者，平时好饮酒、食辛辣，致湿热内蕴，造成脾为湿热所困，又复感风热之邪而发病。其皮疹遍及全身，瘙痒剧烈，遇热加重。就诊前经常自用外用药涂抹患处，致病情反复发作，逐渐加重，瘙痒剧烈，斑疹肥厚破溃渗出伴感染。在治疗过程中，建议规律应用抗生素配合口服汤药治疗。方用笔者临床经验方，用土茯苓祛湿解毒，方中牡丹皮、生地黄凉血活血，金银花、连翘清热解毒，丹参、莪术活血祛瘀，白鲜皮、苦参、防风、荆芥、刺蒺藜、地肤子祛风止痒，黄芩、茵陈、栀子清脏腑热，当归、川芎养血活血，同时加入炒薏苡仁祛湿兼护胃，加泽泻增强炒薏苡仁祛湿之力。此案组方驱邪不伤正，标本兼治，共奏清热凉血、祛湿解毒、祛风止痒之效，疗效显著。

湿疹缠绵难愈，容易复发。治疗此病，需结合临床实际，辨证施治，切不可照抄照搬。患者需遵医嘱，坚持按时服药治疗，注意饮食，调节情志，避免长期处于湿热的环境。不可乱用外用药物，或服用不明药品。

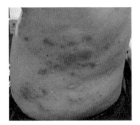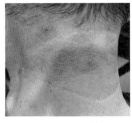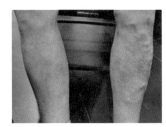

治疗前

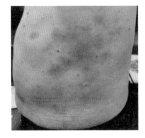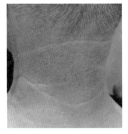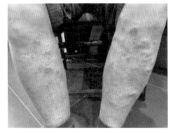

治疗后

湿疹（湿热蕴脾证3）

吴某，男，50岁，黑龙江省哈尔滨市人，2022年4月8日初诊。

主诉：周身出现泛发性红色斑疹，伴剧烈瘙痒10余天。

现病史：发病初曾在当地诊所静点维生素C注射液、葡萄糖酸钙注射液、复方甘草酸苷注射液，口服氯雷他定片等抗过敏药物，外用儿肤康擦剂等治疗，效果不佳，症状逐渐加重，故来求诊。现症见患者双前臂、后背部、腹部泛发性红色斑疹，瘙痒剧烈，自行搔抓出血，遇热或夜间症状加重。患者近期饮食正常，睡眠较差（皮肤瘙痒所致），平素易怒，常有口干口苦，不易出汗，大便日行 3～4 次，不成形。既往患湿疹、荨麻疹。舌质淡紫，舌尖红，苔白腻，脉弦滑稍数。

诊断：泛发性湿疹

治则：清热凉血，祛湿解毒

处方：土茯苓汤加减

土茯苓 20g	白鲜皮 20g	苦参 10g	防风 10g
刺蒺藜 15g	荆芥 10g	黄芩 10g	茵陈 15g
当归 10g	川芎 10g	牡丹皮 20g	赤芍 15g
栀子 10g	金银花 15g	连翘 15g	地肤子 20g
徐长卿 10g	丹参 15g	生地黄 15g	炒薏苡仁 15g
泽泻 15g	车前子 10g		

7 剂，水煎服，每日 1 剂，早晚饭后温服。嘱其停用其他药物，同时忌食甜腻、辛辣、生冷，忌食海鲜等荤腥动风之物，调情志，慎起居（下同）。

二诊：2022 年 4 月 15 日。患者服药 1 周后，自觉症状好转，斑疹有所消退，瘙痒明显减轻，前胸有散在新发皮疹，睡眠较前改善，大便稍稀，每日 3 次，舌质淡紫，舌尖稍红，苔白稍腻，脉弦滑稍数。上方去刺蒺藜，加莪术 10g。7 剂，水煎服，每日 1 剂，早晚饭后温服。

三诊：2022 年 4 月 22 日。患者自述服药后，病情明显好转，无新发皮疹，斑疹颜色变淡，部分皮疹已结痂，瘙痒进一步减轻，偶有遇热后瘙痒，睡眠正常，口干口苦症状改善，小便黄，大便稀，每日 2 次，舌脉无明显变化。上方黄芩减为 5g，7 剂，水煎服，每日 1 剂，早晚饭后温服。

四诊：2022 年 4 月 29 日。患者服药后斑疹已基本消退，颜色趋于正常皮肤，瘙痒基本缓解，饮食睡眠正常，二便正常。舌质淡紫，苔薄白，脉弦滑稍数。上方土茯苓、白鲜皮均减为 15g，7 剂，水煎服，每日 1 剂，早晚饭后半小时温服，继续巩固治疗。随诊。

◆ 按语

湿疹是一种常见的过敏性炎症性皮肤病，临床表现主要以红斑、丘疹、水疱、渗出、糜烂、瘙痒和反复发作为主要特点，与祖国医学文献中记载的

"湿疮""浸淫疮"相类似。中医认为本病总由禀赋不足，饮食失节，嗜酒或过食辛辣刺激、荤腥动风之品，伤及脾胃，脾失健运，湿热内生，兼外受风邪，内外两邪相搏，风湿热邪浸淫肌肤所致。

本案患者素有脾湿，又易发怒，五志过极，耗伤阴血，心阳偏亢，则生心火，湿热抟结，浸淫肌肤而发病。治疗原则为清热凉血，祛湿解毒，方用土茯苓汤加减。土茯苓汤，是名老中医王玉玺教授临床经验方，临床上多用于治疗湿热蕴结之证。方中重用土茯苓祛湿解毒，白鲜皮、苦参燥湿止痒，金银花、连翘清热解毒，黄芩、栀子清上焦之热，地肤子、徐长卿祛湿止痒，牡丹皮、赤芍凉血并活血化瘀，丹参、当归、川芎加强其活血之力，泽泻、车前子清热利湿、使热从下行，又恐其利湿太过而耗伤阴液，酌加生地黄养阴清热，另加炒薏苡仁以健脾护胃。全方共奏清热凉血、祛湿解毒之效，刚柔并济，标本兼治，临床上取得满意疗效。

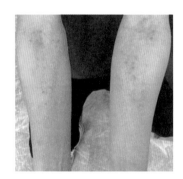 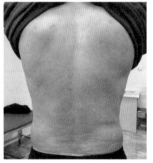 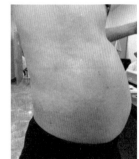

治疗前

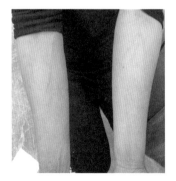 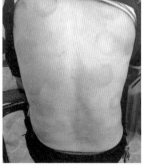 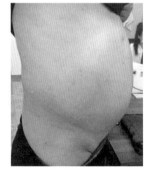

治疗后

湿疹（湿热内蕴证 4）

林某，男，28 岁，黑龙江省牡丹江市人，2022 年 6 月 30 日初诊。

主诉：全身泛发红色斑疹，伴瘙痒 1 个月。

现病史：患者自述曾在当地医院就诊，诊断"湿疹"，予咪康唑氯倍他索乳膏、丁香罗勒油乳膏外用，口服醋酸泼尼松片、复方甘草酸苷片、维生素 C 片等，有好转，但反复。现患者全身泛发性斑疹，色鲜红，以前胸、四肢为重，伴瘙痒，遇热及夜间症状加重。口干，纳可，眠差易醒（因瘙痒影响），小便黄，大便干，2～3 日 1 次。舌质淡紫，舌边尖红，苔薄白，脉弦滑稍数。

诊断：湿疹（湿热内蕴证）

治则：清热凉血，祛湿解毒，祛风止痒

处方：清瘟败毒饮加减

牡丹皮 20g	赤芍 15g	白茅根 20g	生地黄 15g
防风 10g	荆芥 10g	黄芩 6g	茵陈 10g
白鲜皮 15g	苦参 10g	金银花 10g	连翘 10g
茜草 10g	地肤子 20g	徐长卿 10g	丹参 15g
土茯苓 15g	栀子 10g	炒薏苡仁 15g	泽泻 15g
车前子 10g			

14 剂，水煎服，每日 1 剂，早晚饭后半小时温服。嘱其停用其他药物，同时忌辛辣刺激、煎炸油腻、甜食、生冷、海鲜等物，慎起居，调情志，注意休息（下同）。

二诊：2022 年 7 月 14 日。患者通过视频就诊，自述服药后症状好转，身上斑疹较前消退，颜色变淡，瘙痒明显减轻，遇热及夜间加重程度减轻，腹股沟仍有少量新发皮疹。口干缓解，纳可，睡眠改善，大便干改善，每日 1 次，小便正常。舌质淡紫，舌尖红，苔薄白。上方去茜草、泽泻，加黄柏 10g，牛膝 15g。14 剂，水煎服，每日 1 剂，早晚饭后半小时温服。

三诊：2022 年 7 月 28 日。患者述服药后症状持续好转，身上皮疹大部分消退，偶有轻微瘙痒，无新起皮疹。纳眠可，大便日 1 次，质偏稀，小便正常。舌质淡紫，舌尖稍红，脉弦滑稍数。上方加牡丹皮 10g，白茅根改为 15g。14 剂，水煎服，每日 1 剂，早晚饭后半小时温服，继续巩固治疗。随诊。

◆**按语**

湿疹是一种以多形性皮损对称分布、有明显渗出倾向、剧烈瘙痒、易成慢性为特征的过敏性炎症性皮肤病，与祖国医学文献中记载的"湿疮""浸淫疮"相类似。中医认为本病多因饮食失节或食辛辣腥发动风之品，伤及脾胃，脾失健运，致使湿热内蕴，复感风湿热邪，内外两邪相搏，充于腠理，浸淫肌肤而发病。

本案患者由于饮食不节，脾胃运化失司，导致湿热内蕴，复感外邪而发病。治宜清热凉血、祛湿解毒、祛风止痒，方选清瘟败毒饮加减。清瘟败毒饮出自《疫疹一得》，具有气血两清、清热解毒、凉血泻火之功效。方中牡丹皮、赤芍、白茅根、生地黄、丹参、茜草清热凉血，金银花、连翘清热解毒，黄芩、茵陈、栀子清泻肺胃之火，土茯苓、泽泻、车前子祛湿解毒，防风、荆芥、白鲜皮、苦参、地肤子、徐长卿祛风止痒，酌加炒薏苡仁祛湿兼顾护脾胃。诸药相配共奏清热凉血、祛湿解毒、祛风止痒之效，临床上取得满意疗效。

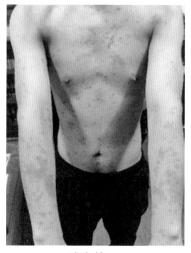

治疗前

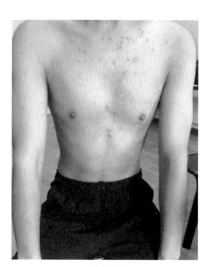

治疗后

湿疹（湿热内蕴证5）

李某，女，16岁，黑龙江省哈尔滨市人，2022年8月27日初诊。

主诉：两足部出现泛发性红色斑疹，伴瘙痒、脱屑及渗出1年余。

现病史：患者自述发病初曾在多家医院诊治，诊断为"湿疹""神经性皮炎"，外用多种中药洗剂及含激素类药膏，口服中药汤剂3个多月，均效果不佳，且症状逐渐加重，故来求诊。现症见：患者双足背、右足底泛发性红色斑疹，干裂、肿胀明显，伴有脱屑、渗出，自述瘙痒剧烈，遇热及夜间症状加重。患者近期饮食正常，睡眠较差，易醒，平素怕热，常有口干口苦，易出汗，二便正常。舌质淡紫，舌尖红，苔薄白，脉弦细稍数。

诊断：足部湿疹兼接触性皮炎

治则：祛湿凉血解毒，养血润燥止痒

处方：土茯苓汤合四妙散加减

土茯苓15g	白鲜皮15g	苦参10g	黄芩6g
当归10g	川芎10g	牡丹皮15g	赤芍15g
栀子10g	金银花10g	连翘10g	地肤子15g
徐长卿10g	丹参15g	莪术10g	生地黄15g
苍术10g	黄柏10g	牛膝15g	炒薏苡仁15g
泽泻10g	车前子10g		

7剂，水煎服，每日1剂，早晚饭后温服。嘱其停用其他外用药物，同时忌食甜品、辛辣、生冷，忌食海鲜等荤腥动风之物，调情志，慎起居（下同）。

二诊：2022年9月3日。患者服药1周后，自觉症状有所好转，足部渗出有所减少，肿胀减轻，颈部、肘后有少许新发皮疹，睡眠较前改善，二便正常。舌质淡紫，舌尖稍红，苔薄白，脉弦细稍数。上方去掉苍术、牛膝，加防风10g，荆芥10g。7剂，水煎服，每日1剂，早晚饭后温服。

三诊：2022年9月10日。患者自述服药后，病情明显好转，无新发皮疹，瘙痒有所减轻，足部斑疹有所消退，颜色有所变淡，干裂情况有所好转，脱屑明显减轻，睡眠明显好转，口干口苦症状改善，大便稍稀，每日1次，舌脉无明显变化。处方：

土茯苓 20g	白鲜皮 20g	苦参 10g	防风 10g
刺蒺藜 15g	荆芥 10g	黄芩 5g	当归 10g
川芎 10g	牡丹皮 15g	赤芍 15g	栀子 10g
金银花 15g	连翘 15g	地肤子 15g	徐长卿 10g
丹参 15g	忍冬藤 15g	生地 15g	炒薏苡仁 15g
泽泻 10g	车前子 10g		

7 剂，水煎服，每日 1 剂，早晚饭后温服。

四诊：2022 年 9 月 17 日。患者服药后症状持续好转，足部干裂明显缓解，已无肿胀，瘙痒明显减轻，渗出已无，皮疹处皮肤较前明显光滑，颈部及肘部皮疹明显消退，睡眠及二便正常，舌脉无明显变化。上方去荆芥，加桃仁 10g。7 剂，水煎服，每日 1 剂，早晚饭后温服。

五诊：2022 年 10 月 1 日（患者服药 1 周后，因疫情原因停药 1 周）。患者现足背部斑疹已基本消退，瘙痒基本缓解，右足底已无干裂，皮疹处皮肤色红，饮食睡眠正常，二便正常。舌质淡紫，舌边尖稍红，苔薄白，脉弦滑稍数。上方去忍冬藤、桃仁，加莪术 10g。7 剂，水煎服，每日 1 剂，早晚饭后半小时温服，继续巩固治疗。随诊。

◆**按语**

本案为湿疹，辨为湿热内蕴证。患者素有脾湿，患病时间较长，久病体虚，耗伤营血，以致湿热内蕴，血虚风燥，又不当地使用多种外用药，毒邪外侵，内外湿热毒邪扶结，浸淫肌肤而发病。治疗原则为祛湿凉血解毒，养血润燥止痒，方用土茯苓汤合四妙散加减。土茯苓汤，是名老中医王玉玺教授的临床经验方，临床上多用于治疗湿热蕴结之证。四妙散出自清代《成方便读》，是清热燥湿方中的一个代表方剂，主治湿热下注之证。本次处方中土茯苓祛湿解毒，白鲜皮、苦参燥湿止痒，金银花、连翘清热解毒，黄芩泻肺火，栀子清心火，地肤子、徐长卿祛湿止痒，牡丹皮、赤芍凉血并活血化瘀，丹参、当归、川芎加强其活血之力，泽泻、车前子清热利湿，生地黄养阴清热。又因发病部位在足部，故加四妙散以清下焦之热。全方共奏祛湿凉血解毒、养血润燥止痒之效，刚柔并济，标本兼治，临床上取得满意疗效。

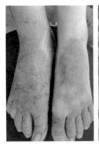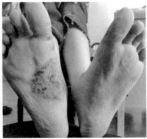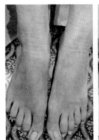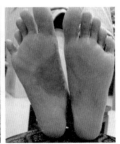

治疗前　　　　　　　　　　　　治疗后

湿疹（湿热内蕴证6）

汪某，女，25岁，黑龙江省哈尔滨市人，2022年9月10日初诊。

主诉：面颈部、两肘部泛发性红色斑丘疹，渗出脱屑伴瘙痒疼痛2周余。

现病史：患者自述发病初曾在当地医院诊治，诊断为"急性湿疹"，点滴复方甘草酸苷注射液，口服克林霉素冲剂、中药汤剂，外用多种药膏（含激素类，具体不详），均效果不佳，且症状逐渐加重，故来求诊。现症见患者面颈部、两肘窝泛发性红色斑丘疹，肿胀明显，脱屑、渗出，时有疼痛且瘙痒剧烈，夜间及遇热症状加重。患者平素常有口干口苦，睡眠较差（瘙痒所致），二便正常。舌质淡紫，舌尖红，苔薄白稍腻，脉弦滑稍数。

诊断：湿疹兼过敏性皮炎（湿热内蕴证）

治则：清热利湿，祛风止痒，凉血解毒

处方：清瘟败毒饮加减

牡丹皮 20g	赤芍 15g	白茅根 20g	生地黄 15g
黄芩 6g	茵陈 10g	白鲜皮 20g	苦参 10g
金银花 15g	连翘 15g	茜草 10g	生石膏 20g
知母 10g	地肤子 20g	徐长卿 10g	丹参 15g
莪术 10g	土茯苓 15g	栀子 10g	炒薏苡仁 15g
泽泻 15g	车前子 10g		

7剂，水煎服，每日1剂，早晚饭后温服。嘱其停用其他药物，保持患部清洁干燥，同时忌食甜腻、辛辣、生冷，忌食海鲜等荤腥动风之物，调情志，慎起居（下同）。

因患者病情较重，予以住院治疗，同时配合静点甲泼尼龙琥珀酸、硫酸异帕米星注射液、维生素 C 注射液、葡萄糖酸钙注射液等。

二诊：2022 年 9 月 17 日。患者用药 1 周后，自觉症状好转，肿胀有所减轻，渗出减少，皮疹处已结痂，但夜间仍有瘙痒，影响睡眠，口干口苦症状改善，大便稍稀，每日 1 次。舌质淡紫，舌尖稍红，苔薄白稍腻，脉弦滑稍数。上方土茯苓、炒薏苡仁改为 20g，7 剂，水煎服，每日 1 剂，早晚饭后温服。甲泼尼龙琥珀酸逐步减量使用，余同前。

三诊：2022 年 9 月 24 日。患者面颈部脱屑、渗出明显减少，皮疹结痂有所脱落，瘙痒、疼痛症状有所减轻，两肘部皮疹颜色明显变淡，口苦症状明显改善，舌脉无明显变化。上方去掉茜草、茵陈，加防风 10g，荆芥 10g。7 剂，水煎服，每日 1 剂，早晚饭后温服。同时停用甲泼尼龙琥珀酸、硫酸异帕米星注射液，余同前。

四诊：2022 年 10 月 1 日。患者停用激素 1 周后，病情持续好转，斑疹颜色变淡，部分斑疹有所消退，面部皮肤干燥，已无明显疼痛，瘙痒明显缓解，睡眠改善，二便正常。舌质淡紫，舌尖稍红，苔薄白，脉弦滑稍数。处方：

牡丹皮 20g	赤芍 15g	白茅根 20g	生地黄 15g
防风 10g	荆芥 10g	黄芩 6g	白鲜皮 20g
苦参 10g	金银花 10g	连翘 10g	茜草 10g
生石膏 20g	知母 10g	徐长卿 10g	丹参 15g
莪术 10g	土茯苓 20g	栀子 10g	炒薏苡仁 20g
泽泻 15g	车前子 10g		

7 剂，水煎服，每日 1 剂，早晚饭后半小时温服。

五诊：2022 年 10 月 8 日。患者面颈部痂皮已全部脱落，皮肤光滑，两肘部稍有色红，无明显瘙痒疼痛，食眠可，二便正常，舌质淡紫，苔薄白，脉弦滑稍数。上方原方，14 剂，水煎服，每日 1 剂，早晚饭后半小时温服，以巩固治疗。随诊。

◆按语

湿疹是一种常见的过敏性炎症性皮肤病，临床表现为全身或局部皮肤出现红斑、丘疹、水疱、脓疱、糜烂、滋水渗出并伴剧烈的皮肤瘙痒，甚则有灼热感等。与祖国医学文献中记载的"湿疮""浸淫疮"相类似。中医认为本病为湿热内生，脾为湿热所困，兼外受风邪，内外两邪相搏，风湿热邪浸淫肌肤所致，过敏性皮炎与祖国医学文献中记载的中医"风毒肿""漆疮""粉花疮"等类似。中医认为本病多由于湿热内蕴，外感风邪，风湿热邪相搏而发病，或由于禀赋不足，毒热炽盛所致。临床上多见外用药（尤其是含激素类外用药）不当使用而发病。

　　本案素体禀赋不耐，饮食失节而内生湿热，兼之感受风湿热毒之邪，又不当地使用多种外用药，蕴湿化热感毒，毒入营血，湿热毒邪内外相互拤结，壅聚肌肤而成此病。治宜清热利湿，祛风止痒，凉血解毒。方选清瘟败毒饮加减。清瘟败毒饮出自《疫疹一得》，功能清热解毒、凉血泻火，善治一切火热之证。清瘟败毒饮原方中有黄连，恐其过凉，故去掉，加赤芍、白茅根清热凉血散瘀，土茯苓、泽泻、车前子祛湿解毒，白鲜皮、苦参、地肤子、徐长卿祛风燥湿止痒，丹参、茜草凉血活血祛瘀。本方性苦味寒，故又酌加炒薏苡仁以健脾护胃。全方共奏清热利湿、祛风止痒、凉血解毒之效，标本兼治，临床上取得满意疗效。

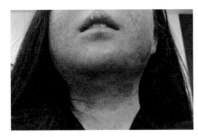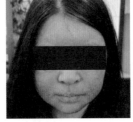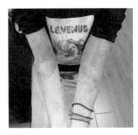

治疗前

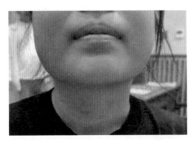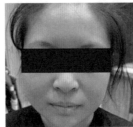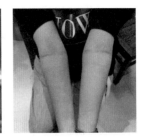

治疗后

面部湿疹兼过敏性皮炎（湿热内蕴证）

李某，女，33岁，黑龙江省绥化人，2022年6月6日初诊。

主诉：面部泛发性红色丘疱疹，渗出流脓，伴瘙痒疼痛半年余。

现病史：患者自述发病初曾在当地诊所诊治，诊断为"激素过敏性皮炎"，口服脱敏药，外用多种含激素类外用药，效果不佳，症状逐渐加重，故来求诊。现症见：患者面部泛发性红色斑丘疹，上有脓疱、渗出，时有疼痛，瘙痒剧烈，夜间及遇热症状加重。患者平素常有口干口苦，睡眠较差（面部瘙痒所致），二便正常。舌质淡紫，舌尖红，苔薄白稍腻，脉弦滑稍数。

诊断：面部湿疹兼过敏性皮炎（湿热内蕴证）

治则：清热利湿，祛风止痒，凉血解毒

处方：清瘟败毒饮加减

牡丹皮 20g	赤芍 15g	白茅根 20g	生地黄 15g
玄参 15g	黄芩 6g	茵陈 10g	白鲜皮 15g
苦参 10g	金银花 10g	连翘 10g	生石膏 20g
知母 15g	土茯苓 15g	丹参 15g	地肤子 20g
徐长卿 10g	栀子 10g	炒薏苡仁 15g	泽泻 15g
车前子 15g			

7剂，水煎服，每日1剂，早晚饭后温服。嘱其停用其他药物，保持面部清洁干燥，同时忌食甜腻、辛辣、生冷，忌食海鲜等荤腥动风之物，调情志，慎起居（下同）。

二诊：2022年6月14日。患者服药1周后，自觉症状好转，面部斑疹有所结痂，夜间仍有剧烈瘙痒，影响睡眠，口干口苦症状改善，舌质淡紫，舌尖稍红，苔薄白稍腻，脉弦滑稍数。上方土茯苓、白鲜皮改为20g，14剂，水煎服，每日1剂，早晚饭后温服。

三诊：2022年6月28日。患者自述服药后，面部斑疹结痂变硬，渗出减少，瘙痒、疼痛症状有所减轻，舌脉无明显变化。上方加苍术10g，14剂，水煎服，每日1剂，早晚饭后温服。

四诊：2022 年 7 月 12 日。患者述服药后斑疹颜色变淡，部分斑疹有所消退，结痂有所脱落，面部皮肤干燥，已无明显疼痛，瘙痒明显缓解，睡眠改善，二便正常。舌质淡紫，舌尖稍红，苔薄白，脉弦滑稍数。处方：

牡丹皮 20g	赤芍 15g	生地黄 15g	玄参 15g
防风 10g	荆芥 10g	黄芩 6g	茵陈 10g
白鲜皮 20g	苦参 10g	金银花 15g	连翘 15g
茜草 15g	地肤子 20g	徐长卿 10g	丹参 15g
桃仁 10g	土茯苓 15g	炒薏苡仁 15g	泽泻 15g
车前子 10g			

14 剂，水煎服，每日 1 剂，早晚饭后半小时温服。

五诊：2022 年 7 月 26 日。患者已服药 1 月余，自觉总体症状明显改善，面部结痂持续脱落，瘙痒已基本缓解，近期时有腹胀，舌脉同前。上方加陈皮 10g，7 剂，水煎服，每日 1 剂，早晚饭后半小时温服。

六诊：2022 年 8 月 2 日。患者面部痂皮已全部脱落，皮肤光滑，仅留少许斑疹，色红，无明显瘙痒疼痛，腹胀情况已明显缓解，食眠可，二便正常，舌质淡紫，苔薄白，脉弦滑稍数。上方去陈皮，14 剂，水煎服，每日 1 剂，早晚饭后半小时温服，以巩固治疗。随诊。

◆ **按语**

过敏性皮炎与祖国医学文献中记载的中医"风毒肿""漆疮""粉花疮"等类似。中医认为本病多由于湿热内蕴，外感风邪，风湿热邪相搏而发病，或由于禀赋不足，毒热炽盛所致。临床上多见外用药（尤其是含激素类外用药）不当使用而发病。湿疹是一种常见的过敏性炎症性皮肤病，与祖国医学文献中记载的"湿疮""浸淫疮"相类似。中医认为本病为湿热内生，脾为湿热所困，兼外受风邪，内外两邪相搏，风湿热邪浸淫肌肤所致。

本案素体禀赋不耐，皮毛腠理不密，感受风湿热毒之邪，诸邪与气血搏于肌肤，发病初未进行正规治疗，不当地使用多种含激素类外用药，蕴湿化热感毒，毒入营血，导致症状逐渐加重而成此病。治宜清热利湿，祛风止痒，凉血解毒。方选清瘟败毒饮加减。清瘟败毒饮出自《疫疹一得》，功能清热解毒、凉血泻火，善治一切火热之证。方中牡丹皮、赤芍、白茅根、生地黄清热凉血散瘀，金银花、连翘清热解毒，黄芩、茵陈、生石膏、知母清泻肺胃之火，丹参加强活血祛瘀之力，土茯苓、泽泻、车前子祛湿解毒，白鲜皮、苦参、地肤子祛风燥湿止痒。清瘟败毒饮方中有黄连，恐其过凉，故去掉，酌加炒薏苡仁以健脾护胃。全方共奏清热利湿、祛风止痒、凉血解毒之效，标本兼治，临床上取得满意疗效。

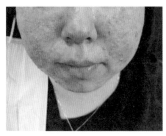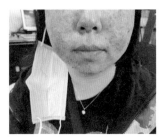

治疗前

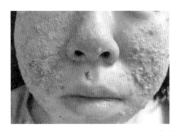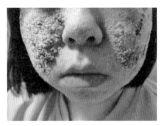

治疗中

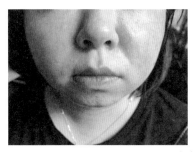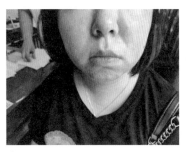

治疗后

肛门湿疹（湿热蕴结证）

成某，男，50岁，黑龙江哈尔滨人，2022年4月17日初诊。

主诉：双臀内侧及肛周大片状红色斑疹，伴瘙痒3年余。

现病史：患者自述3年前无明显诱因双臀内侧及肛周出现大片状红色斑疹，伴瘙痒，曾口服脱敏药，外用含激素类药物，症状逐渐加重，来诊。现症见：双臀内侧及肛周大片红斑，瘙痒剧烈，久坐、遇热出汗以及夜间瘙痒加重，小腿部也有类似皮疹，伴瘙痒。平素口干口苦，饮食正常，眠差（因瘙痒影响），大便干，每日2～3次，小便频。近日因工作生活琐事导致心情烦躁易怒。舌质淡紫，舌尖红，苔薄白，脉弦滑稍数。

诊断：肛门湿疹兼接触性皮炎（湿热蕴结证）

治则：清热利湿，杀虫止痒

处方：土茯苓汤合四妙散加减

土茯苓 20g	白鲜皮 20g	苦参 10g	黄芩 10g
茵陈 15g	当归 10g	川芎 10g	牡丹皮 20g
赤芍 15g	连翘 15g	蒲公英 20g	地肤子 20g
徐长卿 10g	丹参 15g	生地黄 15g	黄柏 6g
知母 15g	牛膝 15g	炒薏苡仁 15g	泽泻 15g
车前子 10g			

7剂，水煎服，每日1剂，分早晚饭后半小时温服。嘱其注意患处清洁，忌食辛辣、煎炸油腻、生冷、鱼蟹等物，慎起居，调情志，注意休息（下同）。

二诊：2022年4月24日。患者自述服药前3天因停用激素类药物后症状有所加重，现皮损有所缓解，斑疹颜色变淡，但仍瘙痒剧烈，夜间加重，影响睡眠，口干口苦明显减轻，大便稀，每日3～5次，舌脉同前。上方去牛膝、当归、川芎、蒲公英，加白茅根15g，加防风、荆芥、金银花各10g，黄芩改为6g，连翘改为10g。7剂，水煎服，每日1剂，早晚饭后半小时温服。

三诊：2022年5月3日。患者自述服药后症状明显改善，臀部斑疹有所消退，颜色变淡，瘙痒减轻，口干口苦改善，食纳正常，睡眠改善，二便调，舌脉同前。守前方，7剂，水煎服，每日1剂，分早晚饭后半小时温服。

四诊：2022年5月10日。患者述服药后症状持续好转，臀部斑疹已基本消退，颜色恢复正常，近日因食刺激性食物瘙痒稍有加重。口干口苦已基本缓解，食眠正常。大便稍稀，每日 4～5 次。舌脉同前。上方去白茅根，加栀子 10g，土茯苓、白鲜皮改为 15g，金银花、连翘改为 15g。7 剂，水煎服，每日 1 剂，分早晚饭后半小时温服。继续巩固治疗，随诊。

◆ **按语**

肛门湿疹是指发生于肛门周围皮肤的一种常见的炎症性疾病，是湿疹的一种类型。皮损除了局限于肛门周围皮肤外，也可见于臀部、会阴及阴囊等处。多表现为丘疹、水疱、糜烂、皮肤粗糙肥厚、苔藓样变，常伴有剧烈瘙痒，反复发作，迁延难愈。肛门湿疹，祖国医学称为"风湿疡""肛周风"，多由大肠湿热，蕴结生虫所致。中医古籍记载："谷道痒者，由胃弱肠虚，则蛲虫下侵谷道，重者食于肛门，轻者但痒也，蛲虫状极细微，形如今之蜗虫状也。"

本案为该病的迁延期，因局部应用激素类药物不当，发生过敏反应。治宜清热凉血利湿，杀虫止痒。方用土茯苓汤合四妙散加减。土茯苓汤是王玉玺教授的临床经验方，主要用于治疗湿热蕴结之证。方中重用土茯苓祛湿解毒，连翘、蒲公英、牡丹皮清热凉血解毒，白鲜皮、苦参、地肤子、徐长卿燥湿止痒，泽泻、车前子利湿，当归、川芎、赤芍、丹参凉血活血，加炒薏苡仁健脾祛湿。四妙散由苍术、黄柏、牛膝、薏苡仁四味药组成，方能走下焦而清热燥湿，下焦湿热所致疾病皆可用之。二方合用共奏清热凉血利湿、杀虫止痒之功，取得较好疗效。

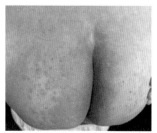 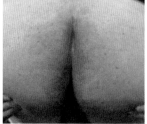 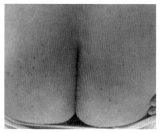

治疗前　　　　　　　治疗中　　　　　　　治疗后

三、结节性痒疹

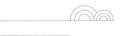

结节性痒疹

张某，男，55岁，黑龙江哈尔滨人，2020年9月12日初诊。

主诉：四肢散在结节样丘疹，伴瘙痒20年余，加重1周。

现病史：自述自起病以来，曾在多家医院就诊，诊断"湿疹"，长期口服中、西药及外用药膏，效不佳，1周前症状加重，在当地诊所点滴及外用激素药膏。现症见：四肢散在豌豆至蚕豆大小的暗红色丘疹，瘙痒剧烈，遇热及夜间加重，搔抓后渗出、结痂，痒甚影响睡眠。平素不易出汗，晨起口苦，饮食尚可，大便每日2～3次，不成形，小便黄。舌质淡紫，舌尖红，苔白腻，脉弦滑稍数。

诊断：结节性痒疹（湿毒蕴结证）

治则：除湿解毒，疏风止痒

处方：全虫方加减

土茯苓20g	刺蒺藜10g	皂角刺10g	荆芥10g
防风10g	苦参10g	白鲜皮20g	当归10g
川芎10g	赤芍10g	地肤子20g	泽泻10g
黄芩6g	茵陈10g	栀子10g	金银花10g
连翘10g	丹参10g	莪术10g	炒薏苡仁10g
车前子10g			

7剂，水煎服，每日1剂，早晚饭后温服。嘱停用其他药物，同时禁烟酒，忌食辛辣、生冷，忌食海鲜等荤腥动风之物，调情志，慎起居（下同）。

二诊：2020年9月19日。患者服药后病情明显好转，丘疹变软，面积缩小，渗出减少，瘙痒明显减轻，无新发皮疹，睡眠改善，余同前。上方加徐长卿10g，7剂，水煎服。

三诊：2020年9月26日。患者服药近半月，自觉症状明显减轻，丘疹变软变小，颜色沉着加深，伴有结痂脱落，仍有瘙痒，无新发皮疹，口苦较前缓解，大便次数减少，余同前。继续上方，7剂，水煎服。

四诊：2020年10月3日。患者自觉症状减轻，丘疹变软变平，结痂脱落伴色素沉着，瘙痒明显减轻，无新发皮疹，口苦明显减轻，大便调，余正常。上方加生地10g，7剂，水煎服。

五诊：2020年10月10日。患者服药1个月后，四肢留有色素沉着，瘙痒明显缓解，无明显口苦，余正常。原方14剂，水煎服。后改用中药浓缩丸继续服药，以巩固疗效。随诊。

◆**按语**

结节性痒疹为慢性疣状结节损害，多半发生于四肢，尤其是小腿的伸侧面，与中医学文献中记载的"马疥"相类似。《诸病源候论》记载："马疥者，皮肉隐嶙起，作根墌，搔之不知痛。"本病的发生，主要是体内蕴湿，兼感外界风毒，或昆虫咬伤，毒汁内侵为患，湿邪风毒凝聚，经络阻隔，气血凝滞，聚结肌肤而成。湿为重浊有滞之邪，湿邪下注，故发病往往先发于下肢小腿；湿邪黏腻，故缠绵不愈。

本案患病日久，蕴湿成毒，加之长期使用外用药，兼外感邪气，致使气血凝滞，经络不畅，体内毒邪凝聚，发为结节性痒疹。湿热内蕴日久，浸淫肌肤，兼患湿疹。治宜除湿解毒，疏风止痒。

方用全虫方加减，此方为赵炳南先生临床经验方，因全虫稀缺，方中未用，方中重用土茯苓祛湿解毒，加防风、刺蒺藜、荆芥、地肤子、皂角刺疏风止痒，白鲜皮、苦参燥湿止痒，加黄芩、茵陈、栀子清脏腑热，当归、川芎、赤芍养血活血行气，金银花、连翘清热解毒，丹参、莪术活血祛瘀，加泽泻、车前子渗水祛湿，同时加入炒薏苡仁祛湿兼护胃。此案组方驱邪不伤正，标本兼治，共奏除湿解毒、疏风止痒之效，疗效显著。

结节性痒疹属于皮肤顽疾，较难治愈，病因病机复杂，缠绵难愈，有复发倾向，需坚持长期用药。

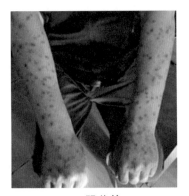
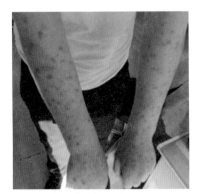

服药前 服药半月余

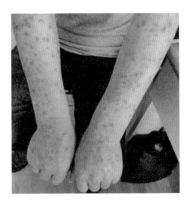

服药 1 月余

四、痤疮

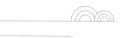

痤疮

林某，男，17岁，上海市人，2020年8月15日初诊。

主诉：面部泛发性红色丘疹，时有痛感3个月。

现病史：患者面颊部及下颌出现泛发性豆粒大小丘疹，色红，表面有白尖，时有痛感，面部油脂较多，食辛辣及休息不好时加重。曾口服和外用中西药治疗，效不佳，故通过视频就诊求治。患者学习紧张，精神压力较大，平素食纳尚可，二便调，时有口苦，手足心易汗出。舌质淡紫，舌边尖红，苔薄黄。

诊断：痤疮（肺胃蕴热证）

治则：祛风凉血解毒，清肺胃之热

处方：清上防风汤加减

桔梗10g	炒薏苡仁15g	陈皮10g	白芷10g
荆芥10g	防风10g	黄芩10g	黄连6g
茵陈15g	金银花15g	连翘15g	蒲公英20g
牡丹皮15g	赤芍10g	当归10g	川芎10g
泽泻15g	车前子10g	天花粉10g	柴胡10g

14剂，水煎服，每日1剂，分早晚饭后半小时温服。嘱其停用其他药物，同时忌食辛辣、生冷，忌食海鲜等荤腥动风之物，调情志，慎起居，注意休息（下同）。

二诊：2020年8月29日。患者通过视频就诊，自述服药后病情有所好转，皮疹有所消退，但仍有新发皮疹。口苦症状减轻。大便每日2次，不成形。上方去黄连，加郁金10g。14剂，水煎服，每日1剂，分早晚饭后半小时温服。

三诊：2020年9月12日。患者通过视频就诊，自述服药后症状持续好转，皮疹明显消退，斑疹颜色变淡，偶有新发皮疹。上方加枳实10g，14剂，水煎服，每日1剂，分早晚饭后半小时温服。

四诊：2020年9月26日。患者症状持续好转，原有皮疹基本消退，未见新发皮疹。舌质淡紫，舌尖稍红，苔薄白。改用中药浓缩丸继续服用治疗，随诊。

◆**按语**

痤疮的临床表现多为皮脂腺分布较多部位的毛囊口黑头粉刺、丘疹、脓疱、囊肿结节等。本病中医病名称"肺风粉刺"，多由肺经血热郁滞不散所致，或因饮食不节、过食肥甘厚味，肺胃湿热，复感风邪而发病。治宜凉血解毒，清肺胃湿热。方用清上防风汤加减。方中防风、荆芥祛风除湿、透疹消疮，金银花、连翘、蒲公英清热解毒，当归、川芎、牡丹皮、赤芍活血凉血，黄芩、黄连清上中二焦肺胃之热，桔梗、白芷化痰消肿排脓，同时加入柴胡、郁金以疏肝解郁，炒薏苡仁、陈皮以健脾顾胃。诸药合用，祛风解毒，肺胃之热得清，则皮疹得消，临床取得良好疗效。

清上防风汤来源于医林状元龚廷贤《万病回春》第五卷，专治上焦火盛，是临床治疗痤疮之表热证最有效的方剂之一。使用此方，不可有求速之心，并应根据临床表现随证加减：脾胃湿热者加薏苡仁、苦参，大便秘结者加当归或少许大黄，脓疱多者加蒲公英，风热甚者加鱼腥草，肿痛不消者加皂角刺、浙贝母等。

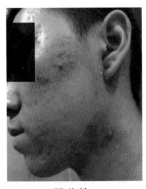
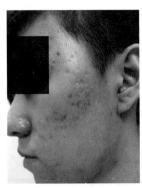
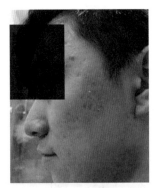

| 服药前 | 服药1个月后 | 服药2个月后 |

五、聚合性痤疮

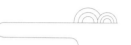

聚合性痤疮（热毒壅盛证1）

相某，男，17岁，黑龙江哈尔滨人，2021年6月8日初诊。

主诉：面部泛发性红色丘疹伴痛痒3年余。

现病史：患者面颊部及下颌出现红色泛发性丘疹，连接成片，色红，表面有白尖，时有痛痒，面部油脂较多，食辛辣及休息不好时加重。曾口服和外用中西药治疗，均效不佳，后自行使用外用药涂抹，症状逐渐加重。该患学习紧张，时常熬夜，精神压力较大，平素食纳尚可，二便调，晨起自觉口干、口苦。舌质淡紫，舌尖红，苔薄黄，脉弦滑稍数。

诊断：聚合性痤疮（热毒壅盛证）

治则：祛风除湿，活血解毒，清肺胃之热

处方：清上防风汤合五味消毒饮加减

防风 10g	荆芥 5g	连翘 15g	黄连 5g
黄芩 5g	当归 12g	川芎 12g	白芷 10g
桔梗 5g	枳壳 9g	金银花 12g	蒲公英 15g
紫花地丁 15g	天花粉 10g	浙贝母 12g	菊花 15g
丹参 12g	莪术 12g	炒薏苡仁 15g	陈皮 9g
茵陈 12g	泽泻 15g		

14剂，水煎服，每日1剂，早晚饭后半小时温服。嘱其停用其他药物，避免刺激局部皮肤，同时忌食辛辣、生冷，忌食海鲜等荤腥动风之物，调情志，慎起居（下同）。

二诊：2021年6月22日。患者自述服药后病情有所好转，但仍有新发皮疹，皮疹色红，上方去防风、荆芥，加土茯苓 15g，皂角刺 10g。14 剂，水煎服，每日 1 剂，早晚饭后半小时温服。

三诊：2021 年 7 月 6 日。患者自述服药后症状持续好转，皮疹稍有消退，斑疹颜色变淡，面部丘疹较硬。上方加车前子 10g，夏枯草 12g。14 剂，水煎服，每日 1 剂，早晚饭后半小时温服。

四诊：2021 年 7 月 20 日。患者自述服药后面部丘疹变软，白尖减少，痛痒明显减轻，晨起口干、口苦症状明显缓解。上方去皂角刺，14 剂，水煎服，每日 1 剂，早晚饭后半小时温服。

五诊：2021 年 8 月 3 日。患者自述服药后总体症状明显好转，原有皮疹基本消退，未见新发皮疹。舌质淡紫，舌尖稍红，苔薄白。上方续服 14 剂以巩固疗效。

◆ 按语

痤疮是一种好发于青春期并主要累及面部的毛囊皮脂腺单位慢性炎症性皮肤病。聚合性痤疮是痤疮中最严重的类型，皮损形态多样，大多表现为较密集的脓疱、炎症性丘疹、结节、囊肿、窦道和瘢痕。

中医称本病为"肺风粉刺""酒刺"，其病因病机多归于湿、热、痰、瘀、虚等病理因素相互作用，机体气血运行不畅，加之肺经郁热，血热互结，或因饮食失节，过食肥甘厚味，助湿化热，导致湿热两邪损伤脾胃，生湿化痰，进一步累及血分形成热毒，血脉运行不畅，痰瘀湿热四邪互结；病程日久，则津液气血被耗伤，致使机体没有能力抵邪外出，或是因为肾之阴阳失衡，冲任失调，所以痰瘀湿热之邪循经上蒸于颜面部、颈部或胸背部而形成痤疮。

本案患者因久治不愈，气血凝滞，瘀滞化毒或炼液为痰，导致痰瘀互结，郁于肌肤腠理所致。治宜祛风除湿，活血解毒，清肺胃湿热。方用清上防风汤合五味消毒饮加减。清上防风汤来源于医林状元龚廷贤《万病回春》，专治上焦火盛，是临床治疗痤疮之表热证最有效的方剂之一。五味消毒饮出自清代《医宗金鉴》，主治火毒结聚的痈疮疖肿，气血同清，三焦同治。方中防风、荆芥祛风除湿、透疹消疮；金银花、连翘清热解毒散结，入肺胃经，清疏肺胃热邪；蒲公英、地丁清热解毒，为疮疗要药；当归、川芎、丹参、莪术活血化瘀，取其治风先治血之义，又可以制约清热药寒凉之性；黄芩、黄连清上中二焦肺胃之热；桔梗、白芷化痰消肿排脓，桔梗和枳壳又可宣降气机，以助肺调畅气机。又因方中多苦寒之药，故加炒薏苡仁、陈皮以健脾顾胃，使诸药虽凉而脾胃可受。诸药合用祛风解毒，肺胃之热得清，则皮疹得消，临床取得满意疗效。

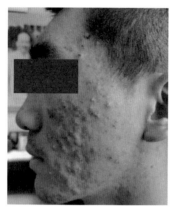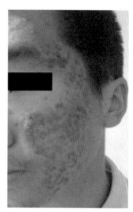

治疗前

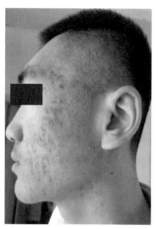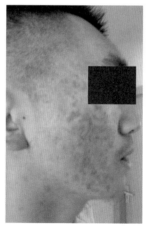

治疗后

聚合性痤疮（热毒壅盛证 2）

患者季某，女，14岁，黑龙江省绥化市人，学生，2022年10月24日初诊。

主诉：面部泛发性红色丘疹伴痛痒1年余。

现病史：面部出现泛发性丘疹，连接成片，色红，表面有白尖，面部油脂较多。食辛辣后症状加重，痛痒相兼。曾自行使用"祛痘膏"（具体成分不详）涂抹，症状逐渐加重。患者平素喜食辛辣及甜腻之品，学习紧张，时常熬夜，精神压力较大，食纳尚可，常有口干口苦，时有胃胀，大便干，3日1行。舌质淡紫，舌尖红，苔薄黄，脉弦细稍数。

诊断：聚合性痤疮（热毒壅盛证）

治则：祛风除湿，活血解毒，清肺胃之热

处方：清上防风汤合五味消毒饮加减

防风 10g	荆芥 10g	连翘 15g	黄连 5g
黄芩 5g	栀子 10g	当归 15g	川芎 15g
白芷 15g	桔梗 10g	枳实 15g	金银花 15g
蒲公英 20g	野菊花 20g	天花粉 10g	浙贝母 10g
赤芍 15g	牡丹皮 20g	炒薏苡仁 20g	陈皮 10g
枇杷叶 15g	车前子 15g		

14剂，水煎服，每日半剂，半量服用，每次服药量为120mL，早晚饭后半小时温服。嘱其停用其他药物，避免刺激局部皮肤，保持面部清洁干燥，同时忌食辛辣、甜腻、生冷，忌食海鲜等荤腥动风之物，调情志，慎起居（下同）。

二诊：2022年11月21日。患者自述服药后病情有所好转，面部丘疹有所变平、变软，白尖减少，痛痒程度减轻，胃胀好转，大便干改善，每日1次。舌质淡紫，舌尖红，苔薄黄，脉弦细稍数。上方改天花粉、浙贝母为15g，7剂，水煎服，每日半剂，半量服用，每次服药量为120mL，早晚饭后半小时温服。

三诊：2022年12月4日。患者自述服药后症状明显好转，面部丘疹明显消退，颜色变淡。饮食睡眠正常，口干口苦明显改善，二便调。舌脉如前。上方原方续开14剂，水煎服，每日半剂，半量服用，每次服药量为120mL，早晚饭后半小时温服。

四诊：2023年1月4日。患者通过视频就诊，自述服药后症状持续好转，丘疹明显减少，已无痛痒，晨起面部仍有油腻感，前额部有少许白尖。食纳可，二便正常。舌质淡紫，舌尖稍红，苔薄白。上方黄芩改为6g，14剂，水煎服，每日半剂，半量服用，每次服药量为120mL，早晚饭后半小时温服。随诊。

◆ **按语**

痤疮是一种好发于青春期并主要累及面部的毛囊皮脂腺慢性炎症性皮肤病，聚合性痤疮是痤疮中最严重的一种，皮损形态多样，大多表现为较密集的脓疱、炎症性丘疹、结节、囊肿、窦道和瘢痕，一般是在寻常性痤疮基础上发展而来。本病属祖国医学"肺风粉刺""酒刺"等范畴，其病因病机多归于湿、热、痰、瘀、虚等病理因素的相互作用，机体气血运行不畅，加之肺经郁热，血热互结，或因饮食失节，过食肥甘厚味，助湿化热，导致湿热两邪损伤脾胃，生湿化痰，进一步累及血分形成热毒，血脉运行不畅，痰瘀湿热四邪互结；病程日久，则津液气血被耗伤，致使机体没有能力抵邪外出，或是因为肾之阴阳失衡，冲任失调，痰瘀湿热之邪循经上蒸于颜面部、颈部或胸背部而发病。

本案患者平素嗜食辛辣甜腻之品，又经常熬夜，以致湿热内蕴，复感风邪，加之不当地使用外用药，蕴湿化热感毒，久治不愈，气血凝滞，导致痰瘀湿热互结，郁于肌肤腠理而发病。

治宜祛风除湿，活血解毒，清肺胃之热。方用清上防风汤合五味消毒饮加减。清上防风汤来源于医林状元龚廷贤《万病回春》，专治上焦火盛，是临床治疗痤疮之表热证最有效的方剂之一。五味消毒饮出自《医宗金鉴》，主治火毒结聚的痈疮疖肿，气血同清，三焦同治。方中防风、荆芥祛风除湿、透疹消疮；金银花、连翘清热解毒散结，入肺胃经，清疏肺胃热邪；蒲公英、野菊花清热解毒，为疮疗要药；枇杷叶清肺而和胃；赤芍凉血解毒；天花粉、浙贝母清热化痰，生津止渴；当归、川芎、丹皮活血化瘀，取其

"治风先治血"之义；黄芩、黄连清上中二焦肺胃之热；桔梗、白芷化痰消肿排脓；车前子清热渗湿，使热从下行。又因方中多苦寒之药，故加炒薏苡仁、陈皮以健脾顾胃，使诸药虽凉而脾胃可受。诸药合用祛风除湿，活血解毒，肺胃之热得清，则皮疹得消，临床取得满意疗效。

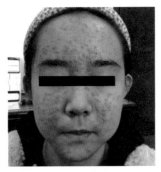

治疗前

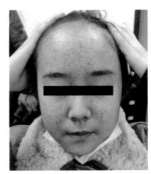

治疗中

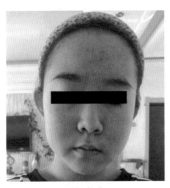

治疗中

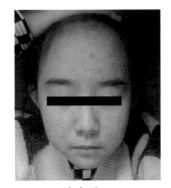

治疗后

六、粟疮

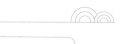

粟疮

王某，男，15 岁，2019 年 4 月 30 日初诊。

主诉：下颌、口周及背部出现粟粒状红色丘疹伴瘙痒 5 天。

现病史：患者自述 5 天前食用咸鱼后，面部及下颌部开始出现散在红色丘疹，伴剧烈瘙痒，逐渐增多，后背部及小腿部出现同样红色丘疹，汗出、遇热后及夜间瘙痒明显加重，来诊。现患者颌部、口周、背部及小腿处粟粒样红色丘疹，面部皮疹已经连接成片并伴有潮红肿胀，丘疹表面有白色脓尖，自觉晨起口苦口干，排便不通畅，容易出汗，心烦，夜间瘙痒导致失眠。舌质淡紫，舌边尖红，苔薄黄，脉弦数。

诊断：粟疮（湿热内蕴证）

治则：清热燥湿，凉血解毒，祛风止痒

处方：

土茯苓 20g	白鲜皮 20g	苦参 10g	黄芩 10g
茵陈 15g	当归 10g	川芎 10g	牡丹皮 10g
赤芍 15g	栀子 10g	金银花 10g	连翘 10g
蒲公英 20g	徐长卿 10g	地肤子 20g	泽泻 15g
车前子 15g	丹参 20g	薏苡仁 20g	生白术 10g

7 剂，水煎服，每日 1 剂，分早晚饭后半小时温服。嘱其停用其他药物，避免接触碱性洗涤剂，同时忌食辛辣、生冷，忌食海鲜等荤腥动风之物，调情志，慎起居，注意休息（下同）。

二诊：2019 年 5 月 7 日。服上方 7 剂后，患者症状明显缓解，面部及背部丘疹有明显消退，周身皮疹瘙痒有所减轻，自觉晨起口苦口干减轻，排便通畅，每日1次，余症同前，舌质红，苔薄黄，脉弦数。原方7剂，水煎服，每日1剂，分早晚饭后半小时温服。随诊。

◆按语

本案粟疮，为湿疹的一种，病名见于《医宗金鉴》，以遍身生疮、形如粟米、瘙痒无度为特点，又名"血风疮"。本患者辨证为肺经风热，湿热内蕴证，因肝经血热、脾经湿热、肺经风热交感而成。粟疮遍体可生，初起形如粟米，瘙痒无度，日轻夜重，抓破则流脂水，浸淫成片；病久风邪郁于肌肤，则耗血生火，瘙痒倍增，心烦不寐，咽干不渴，大便燥结。《内经》中"病机十九条"曾说过："诸痛痒疮，皆属于心。"因此在治疗粟疮时常在方中加入栀子等清心火之药物，多有成效。本例患者素体脾胃湿热，心烦急躁，加之饮食不洁而发病。病程短，但发病急，年龄较小处于青春期，施以清热燥湿凉血解毒止痒之法，效果显著。

七、荨麻疹

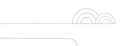

荨麻疹（风热证 1）

宋某，男，23 个月，黑龙江哈尔滨人，2019 年 3 月 9 日初诊。

主诉：周身起风团，色红，瘙痒 5 个月。

现病史：曾就诊于中医大附一院诊断为"荨麻疹"，口服脱敏药物（不详），效不佳，后就诊于哈尔滨儿童医院，诊断为"荨麻疹"，口服氯雷他定片，未见明显好转。现患者周身起风团，色红，瘙痒，食眠可，纳差，舌边尖红，苔薄白。

诊断：荨麻疹（风热证）

治则：清热凉血，疏风止痒

处方：

荆芥 5g	防风 5g	桑白皮 5g	茵陈 5g
白鲜皮 5g	牡丹皮 5g	赤芍 5g	金银花 5g
浮萍 5g	蝉蜕 5g	地肤子 5g	焦三仙各 5g
陈皮 5g	地骨皮 5g	苦参 5g	

颗粒剂，5 剂，水冲服，每日 1 剂，分早晚饭后半小时温服。嘱其停用其他药物，同时忌食辛辣、生冷，忌食海鲜等荤腥动风之物，调情志，慎起居，注意休息（下同）。

二诊：2019 年 3 月 14 日。患者母亲代述，服用上方 5 天后，发病次数有所减少，皮疹午后易发作，数小时后消退，近日纳差，大便每日 1 次，质稀。舌质淡，舌边尖红，苔薄白。辨证治法同前，前方去苦参，加薏苡仁 5g。颗粒剂，5 剂，水冲服，每日 1 剂，分早晚饭后半小时温服。

三诊：2019 年 3 月 19 日。患者母亲代述，服用上方 5 天后，病情好转，发病次数减少，瘙痒减轻，食欲好转，大便正常，小便黄。舌质淡，舌边尖红，苔薄白。辨证治法同前，前方加茜草 5g，车前子 5g。颗粒剂，5 剂，水冲服，每日 1 剂，分早晚饭后半小时温服。

四诊：2019 年 3 月 24 日。患者母亲代述，服用上方 5 天后，病情已有明显好转，皮疹偶发，已无瘙痒，饮食睡眠可，二便调，舌质淡红，苔薄白。辨证治法同前，前方去蝉蜕、浮萍，加蒲公英 5g，白术 5g。颗粒剂，7 剂，水冲服，每日 1 剂，分早晚饭后半小时温服。嘱其再服用 1 周汤剂后停药，同时注意休息，调节饮食，畅情志。随诊。

◆ **按语**

荨麻疹，是一种常见的过敏性皮肤病，临床以风疹样皮肤损害，骤然发生并迅速消退，愈后不留任何痕迹为特点。因其皮损时隐时现，故中医称之为"瘾疹"。因皮疹高出皮肤，成块连片，遇风易发，又称为"风疹块"，俗称"鬼风疙瘩"。《医宗金鉴·外科心法》载："此证俗名鬼饭疙瘩，由汗出受风或露卧乘凉，风邪多中表虚之人，初起皮肤作痒，次发扁疙瘩，形如豆瓣，堆累成片。"

本案荨麻疹，辨证为风热证，故对于此型荨麻疹治疗上宜清热凉血，疏风止痒。患者为儿童，脏腑娇嫩，形体未充，初诊时患儿风团色红，痒甚且食欲不佳，故加入荆芥、防风、蝉蜕等疏风止痒的药物，加上牡丹皮、赤芍、金银花、苦参以清热泻火，凉血解毒，佐以焦三仙改善患儿食欲，经过治疗后患者病情好转，但大便稍稀，故再复诊时加入薏苡仁、白术固护胃气。

荨麻疹缠绵难愈，容易复发。因此治疗此病，需结合临床实际，辨证施治，临床常见分型有 4 种：①风热型，其皮疹颜色比较红，瘙痒剧烈，遇热加重，遇冷缓解。②风寒束表型，此皮疹颜色较白，遇冷加重遇热减轻。③血虚风燥型，其皮疹颜色淡白，夜间加重。④脾胃湿热型，多伴有腹痛、食欲减退、大便溏泻。因此治疗此病，患者需遵医嘱，坚持按时服药治疗，注意饮食，调节情志，积极配合治疗，才能达到理想的治疗效果。

荨麻疹（风热证 2）

郭某，男，26 岁，黑龙江齐齐哈尔人，2020 年 4 月 11 日初诊。

主诉：周身泛发性红色风团，伴瘙痒半年余。

现病史：患者半年前无明显诱因出现周身红色风团，伴有明显瘙痒，搔抓后加重，2～3 小时消退。曾就诊于多家医院，口服多种药物治疗（具体不详），病情未见好转，反复发作，遇热加重。初诊见：患者全身泛发性红色风团，胸腹部尤为严重，伴剧烈瘙痒。瘙痒遇热加重，常熬夜，食纳可，二便调，易汗出。舌质淡紫，舌边尖红，苔薄白，脉弦细稍数。

诊断：荨麻疹（风热证）

治则：辛凉透表，宣肺清热，祛风止痒

处方：荆防方加减

荆芥 10g	防风 10g	牛蒡子 10g	黄芩 10g
生地 15g	僵蚕 10g	白鲜皮 15g	苦参 10g
当归 10g	川芎 10g	金银花 15g	连翘 15g
浮萍 15g	牡丹皮 15g	薄荷 10g	地肤子 15g
车前子 10g	丹参 15g	徐长卿 10g	

7 剂，水煎服，每日 1 剂，分早晚饭后半小时温服。嘱其停用其他药物，同时忌食辛辣、生冷，忌食海鲜等荤腥动风之物，调情志，慎起居，注意休息（下同）。

二诊：2020 年 4 月 18 日。患者通过视频就诊，自述病情有所好转，皮疹减少，瘙痒减轻，发作次数减少。但洗澡后上肢仍有新发皮疹，偶有瘙痒，余正常。上方去车前子，加生槐花 10g。7 剂，水煎服，每日 1 剂，分早晚饭后半小时温服。

三诊：2020 年 4 月 25 日。患者通过视频方式就诊，自觉症状明显改善，皮疹基本消退，发作次数明显减少，瘙痒明显减轻。继续服用上方，以巩固疗效。随诊。

◆**按语**

荨麻疹是一种常见的过敏性皮肤病，与祖国医学文献中记载的"瘾疹"相类似。多因禀赋不受，食用鱼虾等腥荤动风之物，或平素体虚卫表不固，感受风热、风寒之邪，郁于皮毛肌腠之间而发病。本案为荨麻疹之风热证，发病急骤，皮疹色红剧痒，且遇热加重。方用荆防方加减，此方为赵炳南老先生临床经验方，功效为"辛凉透表，宣肺清热，祛风止痒"。荨麻疹的主要病因为风邪，因此在辨证用药上应注意强调"治风先治血，血行风自灭"的原则。故方中兼施当归、川芎、丹参等养血活血之品，体现"治风"和"治血"并重原则，取得显著疗效。

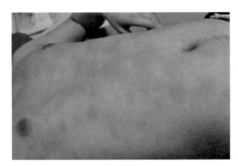

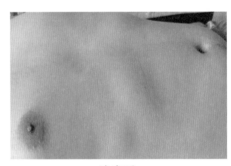

治疗前 治疗后

荨麻疹（阴血不足证）

郭某，男，80岁，黑龙江哈尔滨人，2019年5月6日初诊。

主诉：周身起红色风团伴瘙痒1年。

现病史：患者周身起风团，瘙痒夜间加重，搔抓后起抓痕，反复发作，自述接触旧物后发病。曾就诊于黑龙江青年医学会附属医院，诊断为"荨麻疹"，口服盐酸左西替利嗪、复方甘草酸苷，穴位注射，疗效不佳。饮食睡眠可，二便调，时有口干。舌淡紫，苔薄白，脉弦滑稍数。

诊断：荨麻疹（阴血不足证）

治则：养血祛风，益气固表，调和营卫

处方：当归饮子加减

| 当归 10g | 白芍 10g | 川芎 15g | 熟地黄 15g |

黄芪 20g	制首乌 10g	炙麻黄 10g	白鲜皮 20g
苦参 10g	防风 10g	刺蒺藜 20g	荆芥 10g
牡丹皮 20g	赤芍 10g	丹参 20g	浮萍 20g

7 剂，水煎服，每日 1 剂，分早晚饭后半小时温服。嘱其停用其他药物，同时忌食辛辣、生冷，忌食海鲜等荤腥动风之物，调情志，慎起居，注意休息（下同）。

二诊：2019 年 5 月 13 日。服上方 7 剂后，周身仍起红色风团，瘙痒夜间加重，近日发作频率增加，舌脉无明显变化，余症同前。继续服用上方，加桂枝 10g，生姜 10g，大枣 10g，地龙 10g，地肤子 15g，以调和营卫，祛风通络止痒。7 剂，水煎服，每日 1 剂，分早晚饭后半小时温服。嘱患者晚睡前口服依巴斯汀 (开思亭)1 片。

三诊：2019 年 5 月 20 日。患者服药后自述症状明显好转，已有 4 日未发作，现已停用依巴斯汀（开思亭），但近日口干，有阵发性出汗，食纳可，大便每日 3 次，质偏稀，余正常。继续服用上方，去苦参，加麦冬 10g。7 剂，水煎服，每日 1 剂，分早晚饭后半小时温服。

四诊：2019 年 5 月 27 日。患者服药后瘙痒明显减轻，荨麻疹发作次数明显减少。口干改善，食眠正常，大便情况改善，每日 2 次，质正常。守前方，7 剂，水煎服，每日 1 剂，分早晚饭后半小时温服。嘱患者调情志，节饮食，忌食辛辣，避风。随诊。

◆ **按语**

荨麻疹俗称"风疹块"，是皮肤黏膜由于暂时性血管通透性增加而发生的局限性水肿，与中医所说"瘾疹"类似。本病常因禀赋不耐，卫外不足，风邪乘虚侵袭所致；或饮食不节，复感风邪，内不得疏泄，外不得透达，郁于皮毛腠理之间而发。常迁延难愈，发展为慢性荨麻疹，使治疗难度加大。

本案荨麻疹，辨证为风邪犯表，阴血不足证。治以养血祛风，益气固表，调和营卫，遣用经方当归饮子加减来治此病，重用刺蒺藜 20g，牡丹皮 20g，丹参 20g 以祛风止痒，凉血活血，正符合"治风先治血，血行风自灭"，"治风"和"治血"并重的原则。又以熟地、白芍补阴养血，白鲜皮、苦参除湿止痒，黄芪益气固表，浮萍宣肺透疹。此方虽为名医之经验方，但临床需随证加减而用，切不可拘泥于一方一药。

本病迁延难愈，容易复发。治疗此病需辨证论治，嘱患者注意气温变化，自我调摄寒温，避风，注意饮食，调节情志。

◇◇◇ 荨麻疹（风寒证） ◇◇◇

许某，女，56岁，长春市人，2019年10月31日初诊。

主诉：周身皮肤瘙痒半年余。

现病史：该患自述半年前无明显诱因出现皮肤瘙痒，发作时遇冷风加重，曾服中药治疗无明显效果。现症见：皮肤瘙痒，出汗遇冷风加重，晨起口苦，舌质淡紫，苔薄白，脉沉细。

诊断：荨麻疹（风寒证）

治则：宣肺散寒，祛风止痒

处方：麻黄方加减

苏叶 10g	浮萍 15g	防风 10g	刺蒺藜 15g
制首乌 10g	白鲜皮 15g	苦参 10g	黄芩 6g
当归 10g	川芎 10g	炙麻黄 6g	桂枝 6g
白芍 10g	杏仁 6g	生姜 6g	大枣 10g
黄芪 15g	白术 10g	徐长卿 10g	地肤子 15g
炙甘草 10g			

14剂，水煎服，每日1剂，分早晚饭后半小时温服。嘱其停用其他药物，同时忌食辛辣、生冷，忌食海鲜等荤腥动风之物，避风，调情志，慎起居，注意休息（下同）。

二诊：2019年11月14日。患者服药2周后病情有所缓解，偶有新发皮疹，但数量减少，瘙痒减轻，怕冷风症状明显缓解，仍有口干，舌脉无明显变化。根据上述症状，前方去茵陈，加麦冬10g。7剂，水煎服，每日1剂，早晚饭后半小时温服。

三诊：2019年11月21日。患者服药后症状明显好转，皮疹发作频率减少，面积减小，已无瘙痒，舌淡红，苔薄白，脉细数。根据舌脉，辨证治法同前，考虑患者症状已有明显好转，嘱其续服上方2周后停药，不适随诊。

◆**按语**

荨麻疹多因平素体虚，卫表不固，复感风热或风寒之邪，郁于皮毛肌腠之间而发病。风邪多中表虚之人，初起皮肤作痒，次发扁疙瘩，形如豆瓣，堆累成片，且反复发作，瘙痒难忍。此案属风寒束表，肺卫不宣，故治应宣肺散寒，方用麻黄方加减。

八、手足癣

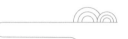

手足癣（血虚风燥证1）

王某，女，50岁，2019年6月18日初诊。

主诉：手足部皮肤脱屑、干裂，伴瘙痒3个月。

现病史：患者自行外用药膏（具体不详），效不佳，来诊。平素怕热，易出汗，食眠可，二便调。舌淡紫，苔薄黄，脉弦细稍数。

诊断：手足癣（血虚风燥证）

治则：清热利湿，祛风止痒

处方：

薏苡仁 20g	白鲜皮 20g	苦参 10g	防风 10g
刺蒺藜 20g	当归 10g	川芎 10g	制首乌 10g
玄参 10g	牡丹皮 20g	赤芍 10g	栀子 10g
炒苍耳子 10g	忍冬藤 20g	连翘 10g	蒲公英 20g
地肤子 20g	车前子 10g	生地黄 15g	

7剂，水煎服，每日1剂，分早晚饭后半小时温服。嘱其停用其他药物，避免接触碱性洗涤剂，同时忌食辛辣、生冷，忌食海鲜等荤腥动风之物，调情志，慎起居，注意休息（下同）。

二诊：2019年6月25日。患者自述服药后手足掌部干裂有所缓解，但仍有瘙痒。患者近日大便稍干，易出汗，手心热，余正常。舌脉无明显变化。前方原方，7剂，水煎服，每日1剂，分早晚饭后半小时温服。

三诊：2019年7月30日。患者停药1个月，现手部脱屑较前减轻，但足部较重，干裂，偶有新起皮疹，余正常。

处方：

薏苡仁 20g	白鲜皮 20g	苦参 10g	防风 10g
刺蒺藜 20g	当归 10g	川芎 10g	牡丹皮 20g
栀子 10g	忍冬藤 20g	金银花 10g	连翘 10g
土茯苓 20g	地肤子 20g	泽泻 15g	车前子 10g
地骨皮 10g	丹参 20g		

7剂，水煎服，每日1剂，分早晚饭后半小时温服。

四诊：2019年8月6日。患者自述服药后病情有所好转，脱屑、干裂已明显缓解，未见新起皮疹。晨起眼周浮肿，自觉乏力，怕热，易汗出，手心热，心焦烦躁，余正常。前方去泽泻，加太子参10g，炒白术10g。7剂，水煎服，每日1剂，分早晚饭后半小时温服。随诊。

◆按语

本案手足癣，辨证为湿热内蕴、血虚风燥证，因患者素体脾虚湿盛，日久郁而化热，复感风热之邪，风热与湿相抟结，蕴于手足部皮肤，风热化燥，肌肤失养所致。治则当清热利湿，祛风止痒。方中薏苡仁、白鲜皮、苦参、地肤子清热利湿止痒，当归、川芎、牡丹皮、赤芍凉血活血，防风、刺蒺藜、苍耳子祛风止痒，同时加入忍冬藤以疏风通络、清热解毒。苍耳子为治疗手足癣的效药，但因其有一定毒性，临床需要注意用量并避免长期使用。

手足癣（血虚风燥证2）

廖某，男，12岁，黑龙江哈尔滨人，2021年10月30日初诊。

主诉：双手起小疱，脱皮干裂伴瘙痒7天。

现病史：两手掌起水疱，大面积脱皮，皮肤干裂，肥厚粗糙，痛痒相兼。曾就诊于儿童医院，诊断为"过敏性湿疹"，外用盐酸特比萘芬乳膏、硼酸氧化锌冰片软膏等外用药后，症状逐渐加重，故来诊。患者平素食眠尚可，二便调，怕热易出汗。舌质淡紫，舌尖红，舌根部苔黄。

诊断：手足癣（血虚风燥证）

治则：清热利湿，养血活血，祛风止痒

处方：

①方药

土茯苓 6g	白鲜皮 6g	苦参 6g	防风 10g
刺蒺藜 10g	黄芩 3g	茵陈 10g	当归 10g
川芎 10g	牡丹皮 10g	栀子 6g	金银花 10g
连翘 10g	蒲公英 10g	地肤子 10g	丹参 10g
莪术 6g	生地黄 6g	炒薏苡仁 10g	泽泻 6g
车前子 6g			

7剂，水煎服，每日半剂，早晚饭后半小时温服，每次50～60mL。嘱其忌食辛辣、生冷，忌食海鲜等荤腥动风之物，保持手部清洁、干燥（下同）。

②三黄散和益康倍松乳膏按照1∶2的比例调和混匀，即调即用，晚睡前涂抹双手患部（下同），并停用其他外用药。

二诊：2021年11月13日。患者用药后手掌脱皮有所缓解，皮肤较之前变软，但仍有瘙痒，服药后小便次数变多。上方去泽泻，续开7剂，水煎服，每日半剂，早晚饭后半小时温服，每次50～60mL。

三诊：2021年11月27日。患者服药后症状明显好转，双手水疱基本消退，脱皮症状基本好转，皮肤较前光滑，瘙痒明显减轻。上方5剂，水煎服，每日半剂，半量服用，早晚饭后半小时温服，每次50～60mL。巩固治疗，随诊。

◆按语

鹅掌风是中医病名，出自《外科正宗》。临床表现为手掌局部有边界明显的红斑脱屑，皮肤干燥破裂，甚则整个手掌皮肤肥厚、粗糙、破裂、脱屑，严重者可见水疱或糜烂。相当于现代医学的手癣，也可称为角化型湿疹。

本病病因多为外感风、湿、热之毒，蕴积肌肤；病久则气血不能荣润，皮肤失养，以致皮肤肥厚燥烈，形如鹅掌；或由相互接触，毒邪相染，可沾染他人，亦可由脚湿气传染而得。

本案小儿素体亏虚，发病前又外感湿热之邪，凝聚皮肤，导致气血不畅，血燥生风，皮肤失养，遂发此病。治宜清热利湿，养血活血，祛风止痒。方中土茯苓祛湿解毒，白鲜皮、苦参、地肤子清热燥湿止痒，金银花、连翘、蒲公英清热解毒、利湿消肿，防风、刺蒺藜祛风止痒，黄芩、茵陈泻肺火，栀子泻火除烦，当归、川芎、牡丹皮凉血活血，丹参、莪术活血祛瘀，泽泻、车前子清热利湿通淋。小儿脾胃易伤，另加顾护脾胃之品。配合外用药涂抹双手患处，能有效缓解瘙痒疼痛症状，减轻患者痛苦。以内治为主，外治为辅，内外治相结合，取得满意疗效。

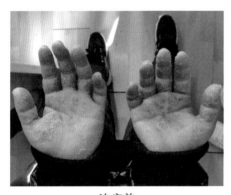
治疗前

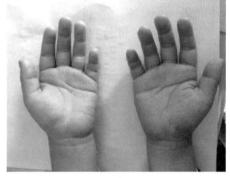
治疗后

足癣（鳞屑角化型）

林某，男，72岁，黑龙江哈尔滨市人，2022年5月18日初诊。

主诉：双脚踝部、足背部红色斑疹，肥厚脱屑伴瘙痒3月余。

现病史：患者自述3个月前无明显诱因在脚踝处出现红色斑疹，伴瘙痒，自行用外用药（具体不详）治疗，效不佳，症状逐渐加重来诊。现症见：双脚踝及足背部大片红色斑疹，斑疹较肥厚，脱屑瘙痒。平素口干口苦，饮食正常，睡眠正常，二便调。舌质淡紫，舌尖红，苔薄白，脉弦滑稍数。

诊断：足癣（鳞屑角化型）

治则：祛湿解毒，杀虫止痒

处方：土茯苓汤合四妙散加减

土茯苓 15g	白鲜皮 20g	苦参 10g	黄芩 6g
茵陈 15g	当归 10g	川芎 10g	牡丹皮 20g
赤芍 15g	栀子 10g	连翘 15g	蒲公英 20g
地肤子 20g	徐长卿 10g	丹参 15g	黄柏 10g
知母 15g	牛膝 15g	炒薏苡仁 15g	泽泻 15g
车前子 10g			

7剂，水煎服，每日1剂，分早晚饭后半小时温服。嘱其注意患处清洁，忌食辛辣、煎炸油腻、生冷、鱼蟹等物，慎起居，调情志，注意休息（下同）。

二诊：2022年5月25日。患者自述服药后症状明显好转，斑疹变薄，颜色变淡，瘙痒明显减轻，口干口苦症状缓解，食眠正常。舌质淡紫，舌边尖稍红，苔薄白，脉弦滑稍数。上方茵陈改为10g，7剂，水煎服，每日1剂，早晚饭后半小时温服。

三诊：2022年6月1日。患者自述症状好转，双脚踝处斑疹面积有所缩小，颜色变淡，瘙痒减轻，双脚背皮损处稍有肿胀，食纳正常，睡眠正常，二便调。舌质淡紫，舌尖红，苔薄白，脉弦滑稍数。上方加生地15g，7剂，水煎服，每日1剂，分早晚饭后半小时温服。

四诊：2022年6月8日。患者症状持续好转，右脚背部斑疹已基本消退，颜色恢复正常，脚背肿胀缓解，仍有些许瘙痒。食眠正常，二便调。舌脉无明显变化。守前方，14剂，水煎服，每日1剂，分早晚饭后半小时温服，继续巩固治疗。随诊。

◆按语

足癣是由感染浅部真菌引起的一种发病率高，容易反复的传染性皮肤病，俗称"脚气"。通常发生于两侧足底及趾间，与中医文献中记载的"臭田螺""田螺疱"相类似。祖国医学认为其多因胃经湿热下注，湿热郁结于内，毒邪侵袭于外而致。外感湿热虫毒之邪，蕴结肌肤，则发水疱；虫邪行于内则痒；湿邪为患则缠绵难愈。日久毒邪痹阻脉络，肌肤失于气血的荣养，可致皮肤枯槁无华、甚者干裂脱屑。本案属于风湿蕴阻，经络阻隔，肌肤失养。则见皮肤斑疹肥厚脱屑，治宜祛湿解毒，杀虫止痒。方用土茯苓汤合四妙散加减。土茯苓汤是王玉玺教授的临床经验方，本次处方中土茯苓祛湿解毒，白鲜皮、苦参、地肤子、徐长卿燥湿止痒，连翘、蒲公英、牡丹皮清热凉血解毒，泽泻、车前子利湿，当归、川芎、赤芍、丹参凉血活血。另加炒薏苡仁健脾祛湿。四妙散走下焦而清热燥湿，下焦湿热所致疾病皆可用之。二方合用共奏祛湿解毒、杀虫止痒之功，取得较好疗效。

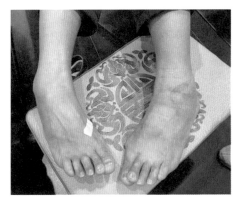
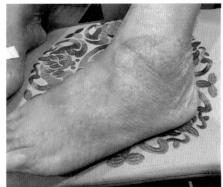

治疗前

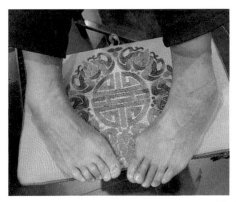
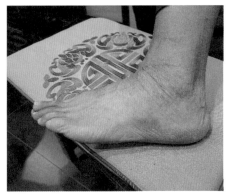

治疗后

九、剥脱性唇炎

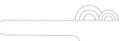

剥脱性唇炎

邢某，女，55岁，黑龙江哈尔滨人，2021年1月4日初诊。

主诉：唇部干裂、脱皮，伴疼痛7月余。

现病史：唇部干裂，表面褐色痂皮及鳞屑，稍有肿胀，有灼热感，伴牙龈肿痛。曾在当地就诊，口服维生素 B_2、维生素 C，外用"百多邦"，症状加重。患者平素入睡困难，纳差，时有口干口麻，大便稍干，2日1次，小便尚可。舌质淡紫，舌边红，苔薄白，脉弦滑稍数。

诊断：剥脱性唇炎（脾胃湿热证）

治则：健脾和胃，除湿清热

处方：健脾除湿汤加减

生扁豆15g	茯苓15g	生白术20g	山药15g
生薏苡仁20g	陈皮15g	黄连10g	黄柏10g
萆薢15g	大豆黄卷15g	金莲花15g	连翘15g
芡实15g	枳壳15g	郁金15g	蒲公英20g
车前子15g	丹参20g	生地黄30g	牡丹皮20g
栀子15g			

7剂，水煎服，每日1剂，早晚饭后温服。嘱停用其他药物，同时忌食辛辣、生冷、忌食海鲜等荤腥动风之物，调情志，慎起居（下同）。

二诊：2021年1月11日。患者用药1周后，唇部肿胀、干裂明显减轻，牙龈肿痛消退，口干缓解，无明显口麻，睡眠较前改善，服药后大便正常，余同前。上方加泽泻20g，7剂，水煎服。

三诊：2021年1月18日。患者服药后症状持续好转，唇部无肿胀、干裂，唇部、牙龈无明显疼痛，余正常。继续服用上方，7剂，水煎服，以巩固疗效。随诊。

◆**按语**

剥脱性唇炎是唇部黏膜慢性脱屑性炎症，主要表现为口唇肿胀、疼痛，有裂纹及痂皮，脱屑反复剥脱。与祖国医学文献中所记载的"唇风""紧唇"等相类似。多因禀赋不足，饮食失节或情志失调，致使脾胃湿热内蕴，郁久化火，火邪熏蒸而成。治法当以健脾和胃，除湿清热。

方中茯苓、白术、芡实、山药健脾益气，枳壳醒脾和胃，生薏苡仁、生扁豆、大豆黄卷、萆薢清脾除湿，黄连、蒲公英、黄柏、金莲花、连翘、栀子清热祛湿解毒，牡丹皮、生地黄清热凉血，丹参祛瘀活血，车前子清热渗湿。又加陈皮、郁金疏肝理气，助行气健脾。诸药合用使脾胃之热得清，湿邪得祛，临床取得良好疗效。健脾除湿汤为赵炳南老先生临床经验方，主要治疗脾胃湿热证，可根据临床表现随证加减：若口干口渴者，加沙参、石斛等。

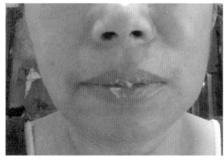

治疗前

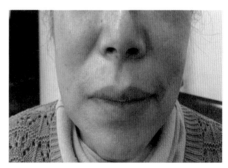

治疗后

十、口舌疮

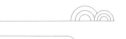

口舌疮

吴某，女，36 岁，黑龙江鹤岗人，2020 年 12 月 21 日初诊。

主诉：口腔内及唇周脓疱，伴疼痛半个月。

现病史：患者半月前无明显诱因口腔内出现水疱，后破溃疼痛，症状逐渐加重，未系统治疗。自外用"康复新液"漱口，效不佳，故来诊。患者平素食眠尚可，大便干，口干口苦，心烦易怒，喜食冷饮。舌质淡紫，舌尖红，苔薄黄，脉弦滑稍数。

诊断：口舌疮（脾胃积热证）

治则：清脾胃热，引火下行

处方：黄连解毒汤加减

黄连 10g	黄芩 10g	茵陈 15g	金银花 15g
连翘 15g	蒲公英 20g	牡丹皮 20g	栀子 10g
炒薏苡仁 15g	白术 10g	茯苓 10g	生地黄 15g
泽泻 15g	车前子 10g	丹参 15g	莪术 10g
陈皮 10g	芡实 10g		

7 剂，水煎服，每日 1 剂，分早晚饭后半小时温服。嘱其停用其他药物，同时忌食辛辣、生冷，忌食海鲜等荤腥动风之物，调情志，慎起居，注意休息（下同）。

二诊：2020 年 12 月 28 日。患者服药后症状有所好转，疼痛较前减轻，未见新发疱疹，原有疱疹有所消退。患者近日时有咽痛。舌脉同前。上方加金莲花 10g，金果榄 10g。7 剂，水煎服，每日 1 剂，分早晚饭后半小时温服。

三诊：2021年1月4日。患者服药后症状持续好转，原有疱疹已消退，溃疡基本愈合，已无明显疼痛感。咽痛感明显缓解。舌质淡紫，舌边尖稍红，苔薄白。大便稍稀，每日1～2次。上方改生白术为炒白术，7剂，水煎服，每日1剂，分早晚饭后半小时温服。随诊。

◆ **按语**

口舌疮又称阿弗他口炎，主要症状表现为口腔黏膜反复发生单个或多个浅在性溃疡，自觉疼痛，与祖国医学中记载的"口疮""口舌疮"等相类似。如《诸病源候论》口舌疮候记载："手少阴，心之经也，心气通于舌。足太阴，脾之经也，脾气通于口。腑脏热盛，热乘心脾，气冲于口与舌，故令口舌生疮也。"该病的病因病机为：脏腑热盛，热乘心脾，使之气冲口舌，故令口舌生疮；或由于阴虚内热，虚火上炎，或脾胃亏损，水谷不能转化精微，使口腔失养而发为本病。

本案患者大便干，喜食冷饮，舌苔黄，辨证为脾胃积热证。治以清脾胃热，引火下行。方用黄连解毒汤加减。方中黄连、黄芩、栀子清三焦热泻心火，金银花、连翘、蒲公英、金莲花、金果榄清热解毒利咽，牡丹皮、生地黄、丹参、莪术清热凉血活血，白术、茯苓、薏苡仁、陈皮、芡实健脾和胃利湿以防寒凉太过损伤中气。诸药合用使脾胃之热得清，脾胃得以正常运化，则口舌之疮得消。临床上取得良好疗效。

十一、过敏性紫癜

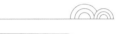

过敏性紫癜

李某，男，15岁，内蒙古满洲里人，2020年10月29日初诊。

主诉：四肢泛发性红色斑疹2周余。

现病史：患者四肢泛发性红色斑疹，上有结痂，以小腿部较重，斑疹处无明显痛痒。伴有手足腕踝关节肿胀、疼痛。曾就诊于呼伦贝尔市人民医院，诊断为"过敏性紫癜"，口服抗过敏药、复方甘草酸苷片、维生素C、曲克芦丁片，斑疹有所消退，但反复发作，故来诊。患者平素食眠尚可，二便调，时有口苦。舌质淡紫，舌尖红，苔薄白，脉弦滑稍数。

诊断：过敏性紫癜（血热证）

治则：清热凉血，活血散风

处方：凉血五根汤加减

板蓝根 15g	茜草根 15g	白茅根 15g	黄芩 10g
茵陈 15g	防风 10g	荆芥炭 10g	金银花 10g
连翘 10g	蒲公英 15g	土茯苓 15g	炒薏苡仁 15g
地榆炭 10g	仙鹤草 15g	棕榈炭 10g	丹参 15g
鸡血藤 15g	秦艽 10g	桑枝 15g	泽泻 15g
车前子 10g	白芍 15g	当归 10g	川芎 10g
牛膝 15g			

14剂，水煎服，每日1剂，分早晚饭后半小时温服。嘱其停用其他药物，同时忌食辛辣、生冷，忌食海鲜等荤腥动风之物，调情志，慎起居，注意休息（下同）。

二诊：2020 年 11 月 12 日。患者服药后症状有所好转，下肢斑疹明显消退、面积减小，未见新发斑疹。关节肿胀消退，疼痛有所缓解。口苦明显减轻。余均正常。舌脉同前。上方加木瓜 10g，14 剂，水煎服，每日 1 剂，分早晚饭后半小时温服。

三诊：2020 年 11 月 26 日。患者服药后症状持续好转，下肢斑疹持续消退。关节疼痛明显改善。舌脉同前。上方去泽泻、木瓜，加栀子 10g。14 剂，水煎服，每日 1 剂，分早晚饭后半小时温服。

四诊：2020 年 12 月 10 日。患者服药后症状稳定，下肢斑疹持续消退，颜色变淡，无新发斑疹。余均正常。上方原方，14 剂，水煎服，每日 1 剂，早晚饭后半小时温服。同时由于患者病情稳定，原方制作中药浓缩丸服用以巩固疗效。随诊。

◆ **按语**

过敏性紫癜是由于血管壁渗透性、脆性增高所致的皮肤及黏膜的毛细血管出血，患者血液系统凝血机理并无任何障碍，此病与祖国医学文献中记载的"葡萄疫"类似。如《外科正宗》记载："葡萄疫，其患多生小儿，感受四时不正之气，郁于皮肤不散，结成大小青紫斑点，色若葡萄，发在遍体。"本病多因血热壅盛，迫血妄行，血不循经，溢于脉络，凝滞成斑，复感风邪而发病骤然，发无定处。此外，尚有因脾胃虚寒，中气不足，气虚不摄，脾不统血，血不归经，外溢而致紫癜。本案为紫癜之血热证，辨证为血热壅盛，兼感风邪。治以清热凉血，活血散风。方用凉血五根汤加减。

凉血五根汤为临床用于治疗红斑性皮肤病的名方。因根性下沉，本方治疗病变在下肢者更为适宜。方中白茅根、茜草根、地榆炭、仙鹤草、棕榈炭凉血止血，丹参、鸡血藤、当归、川芎凉血活血，板蓝根、金银花、连翘、蒲公英清热解毒，防风、荆芥炭祛风止血；同时加入秦艽、桑枝、土茯苓以通利关节止痹痛，牛膝引药下行。全方凉血、活血、止血共用，止血而不留瘀，活血而不妄行，使斑疹得消，取得良好疗效。

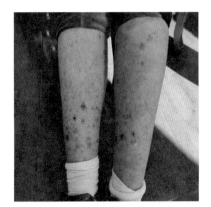

服药前

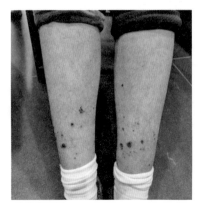

服药半个月

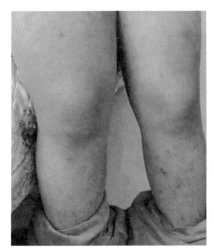

服药1个月后

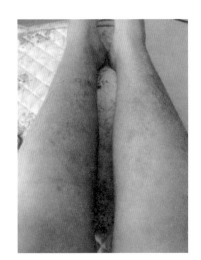

服药6周后

十二、脱发

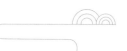

脱发（肝肾亏虚证）

李某，女，51 岁，黑龙江哈尔滨人，2019 年 3 月 9 日初诊。

主诉：脱发 5 年加重 1 个月。

现病史：患者近 1 个月来脱发加重，头发油脂多，睡眠欠佳，多梦易醒，饮食可，大便稍干，每日 1 次，小便正常，时有口干口苦，舌质淡紫，舌尖红，苔薄黄，脉弦滑稍数。

诊断：脱发（肝肾亏虚证）

治则：滋补肝肾，养血生发

处方：神应养真丹加减

生地黄 15g	熟地黄 15g	枸杞子 10g	当归 15g
川芎 10g	制首乌 15g	黄芩 10g	茵陈 15g
菟丝子 10g	桑椹 10g	墨旱莲 20g	侧柏叶 20g
木瓜 10g	黄芪 20g	首乌藤 20g	白芍 10g
羌活 10g	天麻 10g	郁金 10g	枳壳 10g
陈皮 10g	生白术 15g		

14 剂，水煎服，每日 1 剂，分早晚饭后半小时温服。嘱其停用其他药物，同时忌食辛辣、生冷，忌食海鲜等荤腥动风之物，调情志，慎起居，注意休息（下同）。

二诊：2019 年 3 月 23 日。患者自述服用上方 2 周后，头皮出油减少，脱发有所减少，睡眠有所好转，但仍有多梦，近日因家务繁忙，自觉疲乏，现患者饮食可，二便调，舌淡红，苔薄白，脉弦细数。根据舌脉症，上方去羌活，加酸枣仁10g，远志10g，合欢皮15g。7剂，水煎服，每日1剂，分早晚饭后半小时温服。

三诊：2019年3月30日。患者自述服用上方1周后，自觉头皮出油明显减少，睡眠有所好转，疲乏感有所减轻，近日饮食欠佳，大便稍稀，舌淡白，苔薄白，脉细数。根据舌脉症，上方生薏苡仁、生白术改为炒薏苡仁、炒白术，加丹参20g。7剂，水煎服，每日1剂，分早晚饭后半小时温服。

四诊：2019年4月6日。患者自述脱发已有明显减少，晨起枕巾上仅有少量脱发，洗头、梳头时偶尔掉几根，睡眠明显好转，已无多梦及疲乏的症状，饮食可，二便调，舌淡白，苔薄白，脉细数。根据舌脉症，辨证治法同前，考虑患者症状已有明显好转，嘱其续服上方汤剂1周后停药，同时要戒烟酒，勿过劳，调情志，慎起居，忌生冷、辛辣、油炸食品，宜食用温且易消化之品。

◆**按语**

中医认为发为血之余，头发的生长情况，可以反映出人体气血的盛衰。中医理论认为，肾，其华在发；人体出现肾精不足的情况时，也会出现脱发。因此，中医治疗脱发时可以从气血和肾精这两方面来辨证。

本案脱发辨证为肝肾亏虚，风盛血燥证。肝肾虚亏，则阴血不足，血为气之母，血虚则气虚，气虚腠理不固，毛孔开张，风邪乘虚而入，风盛血燥，又发乃血之余，血虚则发失所养，故毛发脱落。因此治疗上应抓住养血、生精、祛风三个关键。本案以神应养真丹加减，方中熟地黄、枸杞子、菟丝子、桑椹、墨旱莲滋阴益肾，黄芪、当归、白芍、首乌藤益气养血柔肝，羌活、天麻、川芎祛风活血；因患者失眠，故随证加酸枣仁、远志、合欢皮等养心益肝、解郁安神之品。诸药合用，滋补肝肾，养血祛风，达到治疗此型脱发的目的。

脱发治疗疗程较长，治疗效果短时间不太明显，因此治疗此病，需结合临床实际，辨证施治，对症治疗。针对肾精不足，不能营养头发所引起的脱发，可通过滋补肾阴的方法来治疗；对气血亏虚引起的脱发，可通过使用益气养血的药物来进行治疗，比如八珍汤等；对于气血运行不畅导致的脱发，可以选用通窍活血汤加减治疗。同时患者需遵医嘱，坚持按时服药治疗，注意饮食，调节情志，避免熬夜，积极配合治疗，以期达到良好的治疗效果。

斑秃脱发（肝肾亏虚证 1）

黄某，女，12 岁，黑龙江绥化人，2021 年 5 月 6 日初诊。

主诉：脱发 4 年，近半年加重。

现病史：该患枕部出现数个斑片状脱发区域，眉毛也有脱落。曾在北京各大医院就诊，诊断为"斑秃脱发"，外用含激素类药膏，症状反复，效果不佳，近半年来症状逐渐加重。该患平素常熬夜，压力大，好发脾气，偏爱肉食，头面部易出汗，眠尚可，大便 2 日 1 行，稍干，小便正常。舌质淡紫，舌尖红，苔薄白。

诊断：斑秃脱发（肝肾亏虚证）

治则：滋补肝肾，养血填精，祛风活血

处方：

熟地黄 15g	生地黄 15g	枸杞子 15g	当归 15g
川芎 15g	黄芩 15g	茵陈 15g	菟丝子 15g
制何首乌 15g	墨旱莲 20g	女贞子 15g	黄芪 20g
白芍 20g	羌活 15g	天麻 10g	蛇蜕 15g
防风 15g	荆芥 15g	煅龙骨 20g	煅牡蛎 20g
牡丹皮 20g	赤芍 15g	柴胡 10g	郁金 15g
香附 10g	枳壳 10g	石菖蒲 15g	生白术 15g
茯苓 20g	党参 15g	西洋参 15g	萆薢 15g
白鲜皮 20g	桑葚 15g	泽泻 20g	车前子 15g
炒薏米 20g	陈皮 15g	丹参 20g	莪术 15g
桃仁 10g	红花 10g	焦三仙各 15g	鸡内金 15g
砂仁 15g	地骨皮 15g	桑白皮 15g	炙甘草 5g
侧柏叶 20g	桂枝 10g	生姜 10g	大枣 10g

制作中药浓缩丸，每日 2 次，每次 10g，分早晚饭后半小时口服。嘱其忌食辛辣、甜食、生冷和油腻之品，调情志，慎起居，少熬夜，勿过劳（下同）。

二诊：2021 年 7 月 8 日。患者按医嘱口服中药浓缩丸近 2 个月后，症状有所好转，眉毛及头枕部已有部分新发长出，头面部仍有出汗，二便正常。舌质淡紫，舌尖稍红，苔薄白。原方制作中药浓缩丸，继续服用巩固治疗。

三诊：2021年11月17日。患者已服浓缩丸5个月余，枕部头发基本已经全部长出，眉毛长出恢复正常，脾气较前明显变好，出汗症状减轻，食眠可，二便正常。舌质淡紫，苔薄白。继续服用中药浓缩丸，巩固治疗。随诊。

◆**按语**

斑秃脱发与中医学记载的"鬼舐头""油风"类似，多因肝肾亏虚，阴血不足，血为气母，血虚则气虚，腠理不固，毛孔开张，风邪乘虚而入，风盛血燥，发失所养，则发脱落。

本患学习负担重，压力较大，经常熬夜，性急易怒，肝郁气滞，肝肾同源，致肝肾俱虚而发病。治则为滋补肝肾，养血填精，祛风活血。

少儿斑秃的发病往往进展快、病情重、易复发、多合并过敏，且易发展为全秃或普秃。此病属于疑难病症，病因病机复杂，治疗时间长，非一方一药所能奏效，需综合调理、长期服药治疗。

由于少儿斑秃患者年龄较小，依从性差，长期服用中药汤剂困难，故笔者多使用中药浓缩丸治疗。中药浓缩丸具有兼顾面广、药力适度宜久服、集调理和治疗于一体、服用方便等诸多优点。所以临床上，中药浓缩丸常常用于治疗脱发、痤疮、白癜风、黄褐斑、慢性湿疹、银屑病、乳腺或甲状腺结节等疑难病症。

中药浓缩丸或膏方的组方方面，笔者按照上海中医药大学王庆其教授所提出的三元组方原则来进行施方用药。一是"治既病"，主要治疗现在的主要病症；二是"调体质"，根据患者体质情况进行整体调理；三是"和胃气"，调理脾胃，以保证长期服药不伤脾胃。

本案治疗所用中药浓缩丸的组方思路如下：

第一单元组方，主要用治疗脱发之方：神应养真丹、七宝美髯丹和通窍活血汤加减等。

第二单元组方，主要用调理体质之方：柴胡疏肝散、六味地黄丸和四君子汤加减。

第三单元组方，主要用调胃护胃之方药：香砂养胃丸加焦三仙、炒薏苡仁、陈皮、鸡内金等。

本案的实践证明，运用三元组方的原则，可以发挥中药膏方或中药浓缩丸的优势，达到满意的治疗效果。

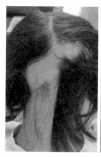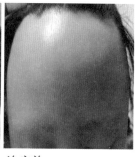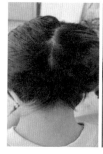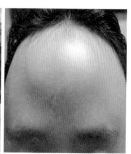

治疗前　　　　　　　　　　治疗后

斑秃脱发（肝肾亏虚证2）

王某，女，43岁，哈尔滨市人，2022年5月16日初诊。

主诉：斑秃脱发2个月余，近日加重。

现病史：患者自述2个月前因工作压力大，常熬夜，作息不规律，导致脱发，未进行系统治疗，症状逐渐加重，故来求诊。现症见：头左颞部有一圆形斑状脱发，鸡蛋大小，边界清楚，无明显痛痒。该患头发油脂多，平素常怕冷，手足凉，心烦易怒，眼睛干涩，偶有乏力，月经前乳房胀痛，近期常熬夜，自觉压力大，纳可，喜吃甜腻油炸之品，睡眠较差（多梦），小便黄，大便干，数日1行。舌质淡紫，舌尖红，苔薄白稍腻，脉弦滑稍数。

诊断：斑秃脱发

治则：滋补肝肾，养血填精，祛风活血

处方：

熟地黄 20g	生地黄 20g	枸杞子 15g	当归 20g
川芎 20g	制何首乌 20g	黄芩 10g	茵陈 20g
土茯苓 20g	白鲜皮 20g	苦参 15g	丹皮 30g
赤芍 20g	防风 15g	刺蒺藜 30g	菟丝子 20g
桑葚 20g	墨旱莲 30g	女贞子 20g	侧柏叶 30g

黄芪 30g	白芍 20g	羌活 15g	天麻 20g
蛇蜕 20g	柴胡 15g	郁金 20g	香附 15g
枳壳 15g	远志 20g	合欢皮 20g	夜交藤 30g
炒枣仁 20g	煅龙骨 20g	煅牡蛎 20g	山药 20g
山萸肉 20g	巴戟天 15g	桂枝 15g	生姜 15g
大枣 15g	刺五加 30g	连翘 20g	蒲公英 30g
焦三仙各 20g	砂仁 20g	鸡内金 20g	丹参 20g
莪术 15g	桃仁 15g	红花 15g	泽泻 20g
车前子 15g	野菊花 30g	金银花 20g	石菖蒲 20g
延胡索 30g	炙甘草 10g	黑豆 30g	炒薏米 30g
陈皮 20g	五味子 20g		

制作中药浓缩丸，每日 2 次，每次 10g，分早晚饭后半小时口服。嘱其忌食辛辣、甜食、生冷和油腻之品，调情志，慎起居，少熬夜，勿过劳（下同）。

二诊：2022 年 8 月 14 日。患者按医嘱口服中药浓缩丸 2 个月多后，症状明显好转，左顶颞部脱发区域毛发长出，睡眠改善，乳房胀痛程度减轻，头发油脂多较前改善，小便正常，大便干症状缓解。舌质淡紫，舌尖稍红，苔薄白，脉弦滑稍数。原方制作中药浓缩丸，继续服用巩固治疗。随诊。

◆ **按语**

斑秃脱发与中医学记载的"鬼舐头""油风"类似，多因肝肾亏虚，阴血不足，血为气母，血虚则气虚，腠理不固，毛孔开张，风邪乘虚而入，风盛血燥，发失所养，则发脱落。

本患工作压力较大，作息不规律，经常熬夜，睡眠较差，性急易怒，肝郁气滞，肝肾同源，致肝肾俱虚而发病。治则：滋补肝肾，养血填精，祛风活血。

斑秃的发病往往进展快、病情重、易复发，且易发展为全秃或普秃。此病属于疑难病症，病因病机复杂，治疗时间长，非一方一药所能奏效，需综合调理、长期服药治疗。笔者治疗斑秃脱发，多使用中药膏方或中药浓缩丸。中药浓缩丸具有兼顾面广、药力适度宜久服、集调理和治疗于一体、服用方便等诸多优点。所以临床上，中药浓缩丸常常用于治疗脱发、痤疮、白癜风、黄褐斑、慢性湿疹、银屑病、乳腺或甲状腺结节等疑难病症。

中药浓缩丸或膏方的组方方面，笔者按照上海中医药大学王庆其教授所提出的三元组方原则来进行施方用药。一是"治既病"，主要治疗现得的病症；二是"调体质"，根据患者体质情况进行整体调理；三是"和胃气"，调理脾胃，以保证长期服药不伤脾胃。

本案属斑秃脱发，根据综合调理、标本兼治的原则，运用三元组方思路如下：

第一单元主要针对患者的脱发，方用神应养神丹、通窍活血汤和祛湿健发汤为主，以滋补肝肾，养血祛风，健脾祛湿，同时加入通窍活血汤，以活血散瘀。

第二单元针对患者经常心烦易怒、多梦乏力、乳房胀痛等兼症，方用柴胡疏肝散、酸枣仁汤、养心汤、六味地黄丸等疏肝健脾，益肾填精，养心安神。

第三单元主要用保和丸、健脾丸等达到护胃的效果。

本案的实践证明，运用三元组方的原则，可以发挥中药膏方或中药浓缩丸的优势，达到满意的治疗效果。

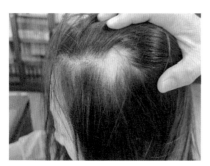
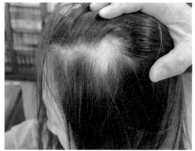

治疗前

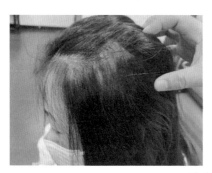
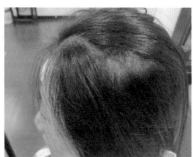

治疗后

斑秃脱发（肝肾亏虚证3）

患者张某，女，50岁，吉林省四平市人，2022年6月13日到黑龙江省中医医院就诊。

主诉：斑秃脱发1年余，近日加重。

现病史：患者自述1年前因精神压力大，常熬夜，作息不规律，导致脱发。曾在当地医院就诊，诊断为"斑秃脱发"，口服西药（具体用药用量不详）治疗，无明显效果，近期症状逐渐加重，故来求诊。现症见：头部多处圆形斑状脱发，鸡蛋大小，边界清楚，无明显痛痒。该患头发油脂多，平素常有下肢无力，心烦易怒，月经不调，月经量少，睡眠较差（易醒），食纳可，二便调。既往患过敏性哮喘、荨麻疹。舌质淡紫，舌尖红，苔薄白稍腻，脉弦滑稍数。

诊断：斑秃脱发（肝肾亏虚证）

治则：滋补肝肾，养血填精，祛风活血

处方：

生地黄 20g	熟地黄 20g	枸杞子 20g	当归 20g
川芎 20g	制首乌 20g	防风 15g	刺蒺藜 30g
荆芥 15g	黄芩 10g	茵陈 20g	白鲜皮 30g
苦参 15g	菟丝子 20g	桑葚 30g	墨旱莲 30g
女贞子 20g	侧柏叶 30g	黄芪 30g	白芍 20g
天麻 20g	蛇蜕 20g	柴胡 15g	郁金 20g
香附 15g	枳壳 15g	远志 20g	合欢皮 20g
夜交藤 30g	炒枣仁 20g	丹皮 30g	赤芍 20g
山药 20g	山萸肉 20g	党参 20g	炒白术 20g
茯苓 20g	炒薏米 30g	连翘 20g	蒲公英 30g
菊花 30g	桑寄生 20g	杜仲 20g	牛膝 20g
陈皮 15g	泽泻 20g	车前子 15g	地肤子 30g
徐长卿 15g	焦三仙 20g	砂仁 20g	鸡内金 20g
炙甘草 15g	丹参 20g	莪术 15g	桃仁 15g

红花 15g　　　　桂枝 15g　　　　　生姜 15g　　　　　大枣 15g

土茯苓 20g　　　茜草 20g

制作中药浓缩丸，每日 2 次，每次 10g，分早晚饭后半小时口服。嘱其忌食辛辣、甜食、生冷和油腻之品，调情志，慎起居，少熬夜，勿过劳（下同）。

二诊：2022 年 10 月 27 日。患者遵医嘱口服中药浓缩丸 3 个月多后，症状明显好转，头部脱发区域均有毛发长出，下肢无力症状明显改善，睡眠较前好转，头发油脂多症状改善，饮食正常，二便调。舌质淡紫，舌尖稍红，苔薄白，脉弦滑稍数。原方制作中药浓缩丸，继续服用巩固治疗。随诊。

◆ **按语**

斑秃脱发与中医学记载的"鬼舐头""油风"类似，多因肝肾亏虚，阴血不足，血为气母，血虚则气虚，腠理不固，毛孔开张，风邪乘虚而入，风盛血燥，发失所养，则发脱落。肝肾不足是本病发病的中心环节，七情所伤，肝气郁结，精血失于输布，以致毛发失荣，则往往是诱发或加重本病的重要原因之一。

本患精神压力较大，作息不规律，经常熬夜，睡眠不足，性急易怒，下肢无力，肝郁气滞，肝肾同源，致肝肾俱虚而发病，患者既往有过敏性疾病，故加强祛风止痒之药。治则为滋补肝肾，养血填精，祛风活血。

斑秃的发病往往进展快、病情重、易复发，且易发展为全秃或普秃。此病属于疑难病症，病因病机复杂，治疗时间长，非一方一药所能奏效，需综合调理、长期服药治疗。笔者治疗斑秃脱发，多使用中药膏方或中药浓缩丸。中药浓缩丸具有兼顾面广、药力适度宜久服、集调理和治疗于一体、服用方便等诸多优点。所以临床上，中药浓缩丸常常用于治疗脱发、痤疮、白癜风、黄褐斑、慢性湿疹、银屑病、乳腺或甲状腺结节等疑难病症。

中药浓缩丸或膏方的组方方面，笔者按照上海中医药大学王庆其教授所提出的三元组方原则来进行施方用药。一是"治既病"，主要治疗现得的病症；二是"调体质"，根据患者体质情况进行整体调理；三是"和胃气"，调理脾胃，以保证长期服药不伤脾胃。

本案属斑秃脱发，根据综合调理、标本兼治的原则，运用三元组方思路如下：

第一单元主要针对患者的脱发，方用神应养真丹和祛湿健发汤为主，以滋补肝肾，养血祛风，健脾祛湿，同时加入通窍活血汤，以活血散瘀。

第二单元针对患者经常心烦易怒、乏力、月经不调等兼症，方用柴胡疏肝散、酸枣仁汤、八珍汤、六味地黄丸等疏肝健脾，益肾填精，养心安神。

第三单元主要用保和丸、健脾丸等达到护胃的效果。

本案的实践证明，运用三元组方的原则，可以发挥中药膏方或中药浓缩丸的优势，达到满意的治疗效果。

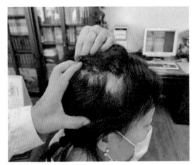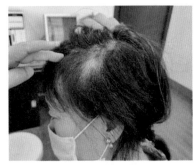

治疗前

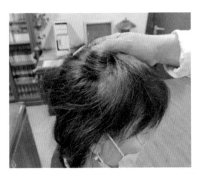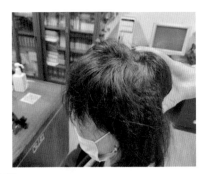

治疗后

脂溢性脱发（湿热内蕴证）

王某，男，29岁，内蒙古呼和浩特人，2018年10月8日初诊。

主诉：脱发，伴发油腻头皮瘙痒5年，加重2周。

现病史：患者脱发，伴头皮瘙痒、头发油腻 5 年余，2 周前因嗜食辛辣食物，脱发明显加重，每日脱发百根以上，头部皮屑较多，油脂分泌旺盛，头皮瘙痒明显，需每日洗头。曾于黑龙江省中医药大学附属第一医院就诊，诊断为"脂溢性脱发"，口服中药治疗，效果不显。自觉胸闷气短，手足心热，大便秘结，小便短赤，舌质红，苔薄黄，脉弦滑。

诊断：脂溢性脱发（湿热内蕴证）

治则：健脾祛湿，乌须健发

处方：祛湿健发汤加味

茯苓 15g	泽泻 10g	车前子 10g	生白术 10g
猪苓 10g	生地黄 10g	熟地黄 10g	川芎 10g
桑椹 20g	白鲜皮 20g	赤石脂 10g	生薏苡仁 20g
首乌藤 15g	天麻 10g	羌活 10g	山药 15g

14 剂，水煎服，每日 1 剂，分早晚饭后半小时温服。嘱其停用其他药物，同时忌食辛辣、生冷，忌食海鲜等荤腥动风之物，调情志，慎起居，注意休息（下同）。

二诊：2018 年 10 月 22 日。患者服用上方 14 剂后，脱发明显减少，头部油脂分泌明显减少，但头屑较多，伴头皮瘙痒。服药后，排气增多。近日因工作压力较大，心烦易怒，口干，手足易汗，排便不成形。辨证同前，酌加理气药。上方去天麻、羌活、山药，加香附 10g，陈皮 10g，黄芩 10g。14 剂，水煎服，每日 1 剂，早晚饭后温服。

三诊：2018 年 11 月 5 日。患者服上方 14 剂，脱发量持续减少，头部油脂仍较多，头屑及头皮瘙痒减轻。服药后，略伴胃胀，酌加行气药。上方加山楂 20g，厚朴 10g。14 剂，水煎服，每日 1 剂，早晚饭后温服。

四诊：2018 年 11 月 19 日。患者服上方 14 剂，脱发量持续减少，头油不多，皮屑减少，不痒，胃胀消失。续服上方 14 剂，巩固疗效，后改为丸剂，继续服用丸药治疗。

◆ 按语

脂溢性脱发是以脱发、头皮易出油、多油腻性鳞屑、伴有瘙痒为主要临床表现的常见的皮肤病。与祖国医学文献中记载"发蛀脱发""蛀发癣"

类似。

本案脂溢性脱发辨证为湿热内蕴证。患者因平素嗜食辛辣、肥甘厚味之品，助热生湿，湿热困脾，脾失健运，水湿内停，郁久化热，湿热内蕴，阻滞脉络，精血不能上濡；脾失运化，气血化源不足，致血虚；发为血之余，血虚则发失所养，故见脱发。因此在治疗上应以健脾祛湿、滋阴固肾为侧重点。本案以祛湿健发汤加味，方中白术、泽泻、猪苓、车前子健脾祛湿，利水而不伤其阴；生熟二地、桑椹、首乌藤补肾养血，以助生发；川芎活血，且能引药上行；白鲜皮除湿散风止痒；赤石脂收敛解毒。诸药协同，使湿从下走，营血上充，皮毛腠理密固，标本兼顾。

脂溢性脱发（脾虚湿盛证 1）

季某，女，48 岁，内蒙古包头人，2021 年 4 月 30 日初诊。

主诉：脱发 20 余年，近日加重。

现病史：患者头顶部头发稀疏，暴露头皮，无明显痛痒，洗头时、枕巾处见较多落发，症状以秋冬季为重。平素头发油脂多，每日洗头，易汗出，心烦易怒，失眠乏力，饮食尚可，时有口干口苦，呃逆反酸，二便正常。舌质淡紫，舌边尖稍红，苔薄白，脉弦滑稍数。

诊断：脂溢性脱发（脾虚湿盛证）

治则：健脾祛湿，疏肝益肾，养心安神，养血祛风

处方：

土茯苓 30g	白鲜皮 30g	苦参 15g	防风 15g
刺蒺藜 20g	荆芥 15g	黄芩 10g	茵陈 20g
当归 20g	川芎 20g	丹皮 30g	赤芍 20g
栀子 15g	金银花 20g	连翘 20g	蒲公英 30g
半枝莲 15g	地肤子 30g	徐长卿 15g	生地黄 20g
丹参 20g	莪术 15g	鸡血藤 20g	桃仁 15g
红花 15g	熟地黄 20g	炒白术 20g	党参 20g
黄芪 30g	茯苓 20g	猪苓 20g	泽泻 20g
车前子 15g	炒薏米 30g	陈皮 20g	柴胡 15g

郁金 20g	香附 15g	枳壳 15g	菟丝子 20g
制何首乌 20g	桑葚 20g	墨旱莲 30g	女贞子 15g
枸杞 15g	羌活 15g	白芍 20g	黄连 10g
吴茱萸 15g	知母 20g	枳实 15g	厚朴 15g
砂仁 15g	炒枣仁 20g	远志 20g	合欢皮 20g
桂枝 10g	生姜 10g	大枣 10g	巴戟天 15g
桑寄生 20g	杜仲 20g	焦三仙 20g	鸡内金 15g
煅龙骨 20g	煅牡蛎 20g	山药 20g	山萸肉 20g
茜草 20g	炙甘草 10g	夏枯草 20g	浙贝母 15g
泽兰 20g	天麻 15g	苍术 15g	

制作中药浓缩丸，每日2次，每次10g，分早晚饭后半小时口服。嘱减少洗头次数，同时忌食辛辣、生冷，忌食海鲜等荤腥动风之物，调情志，慎起居，注意休息（下同）。

二诊：2021年8月4日。患者规律口服中药浓缩丸近3个月，自述症状改善，脱发明显减少，头部油脂减少，潮热汗出、乏力、烦躁症状明显减轻，呃逆反酸症状缓解，睡眠改善，无明显口干口苦，二便调。舌质淡紫，苔薄白，脉弦滑稍数。原方制作中药浓缩丸，继续巩固治疗。随诊。

◆ **按语**

如今社会节奏加快，工作和生活压力加大，中青年脱发的人数日渐趋多。在脱发患者中，脂溢性脱发者约占百分之七十以上。且大部分患者不重视及时治疗。脱发已成为一种常见病症。此病虽无大的痛苦，但却影响美观，给患者带来思想负担，影响生活和工作。

中医认为脂溢性脱发多与肝、脾、肾有关。情志不畅，致肝郁不调，肝郁乘脾，脾失健运，水湿内停，郁久化热，湿热内蕴，阻滞脉络，精血不能上濡；又肝郁乘脾，脾失运化，气血化源不足，致血虚；发为血之余，血虚则发失所养，故见脱发。

笔者临床观察，该病患者多为肾精亏虚，先天禀赋不足，或肝郁脾虚，后天失养，后天之精无以充养先天之精，血液生化无源，以及风邪为患所致。因此治疗上应抓住养血、生精、祛风三个关键。

　　脱发属于疑难病症，病因病机复杂，涉及脏器多，治疗时间长，非一方一药所能奏效，需综合调理，长期服药治疗。笔者治疗脱发，多用中药膏方或中药浓缩丸。中药浓缩丸具有兼顾面广、药力适度宜久服、集调理和治疗于一体、服用方便等诸多优点，有利于对患者进行整体调理，所以临床上，中药浓缩丸常常用于治疗脱发、痤疮、白癜风、黄褐斑、慢性湿疹、银屑病、乳腺或甲状腺结节等疑难病症。

　　中药浓缩丸或膏方的组方方面，笔者按照上海中医药大学王庆其教授所提出的三元组方原则来进行施方用药。一是"治既病"，主要治疗现在的主要病症；二是"调体质"，根据患者体质情况进行整体调理；三是"和胃气"，调理脾胃，以保证长期服药不伤脾胃。

　　本案属脂溢性脱发，根据综合调理、标本兼治的原则，运用三元组方思路如下：

　　第一单元主要针对患者的脱发，方用神应养神丹和祛湿健发汤为主，以滋补肝肾，养血祛风，健脾祛湿，同时加入通窍活血汤，以养血活血。

　　第二单元针对患者经常心烦易怒、失眠乏力等症状，方用柴胡疏肝散、八珍汤、酸枣仁汤、养心汤、六味地黄丸等疏肝健脾，益肾填精，养心安神。

　　第三单元主要用保和丸、健脾丸等达到护胃的效果。

　　本案的实践证明，运用三元组方的原则，可以发挥中药膏方或中药浓缩丸的优势，达到满意的治疗效果。

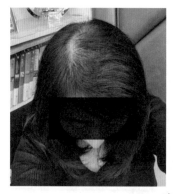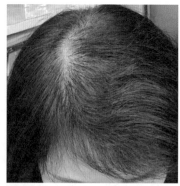

治疗前

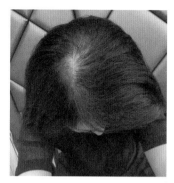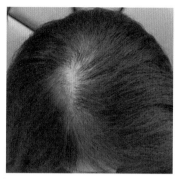

治疗后

脂溢性脱发（脾虚湿盛证 2）

胡某，女，34 岁，黑龙江哈尔滨人，2021 年 10 月 13 日到我院就诊。

主诉：脱发伴头皮瘙痒 10 余年，加重 1 年。

现病史：患者自述患脱发多年，头发油脂多，曾在某医院网络看诊，头部外用米诺地尔酊，长期外用二硫化硒洗剂止痒，有效但停药反复，脱发日趋严重。患者从事机关工作，平时易焦躁思绪重，喜食甜食油腻。平素怕冷，头面部油脂多，头屑较多，无口干口苦，时有乏力，二便调，月经调。舌质淡紫，舌尖红，脉弦细数。

诊断：脂溢性脱发（脾虚湿盛证）

治则：祛风除湿，养血活血，滋肝益肾

处方：

土茯苓 20g	白鲜皮 20g	苦参 15g	防风 15g
刺蒺藜 20g	荆芥 15g	浮萍 20g	黄芩 10g
茵陈 20g	当归 15g	川芎 15g	牡丹皮 15g
赤芍 15g	栀子 10g	金银花 15g	连翘 15g
蒲公英 20g	地肤子 15g	炒薏苡仁 20g	陈皮 15g
猪苓 15g	泽泻 15g	车前子 15g	熟地黄 15g
生地黄 15g	枸杞子 15g	制首乌 15g	菟丝子 15g
桑葚 15g	墨旱莲 15g	女贞子 15g	黄芪 20g
白芍 15g	羌活 15g	天麻 15g	蛇蜕 15g

柴胡 10g	郁金 15g	香附 15g	枳壳 15g
苍术 15g	炒枣仁 15g	远志 15g	合欢皮 15g
山药 15g	山萸肉 15g	党参 15g	丹参 15g
莪术 15g	桃仁 15g	红花 15g	炒白术 15g
茯苓 15g	桂枝 10g	生姜 10g	大枣 10g
枳实 15g	半夏 15g	决明子 15g	焦三仙各 15g
鸡内金 15g	炙甘草 15g	菊花 20g	

上方制浓缩丸，每日服用 2 次，每次 15g，嘱其停用其他药物，同时忌食辛辣、生冷、忌食海鲜等荤腥动风之物，调情志，慎起居，注意休息（下同）。

二诊：2021 年 12 月 29 日。患者服药后头皮瘙痒有所缓解，脱发减轻，头屑仍较多。乏力稍有改善，仍觉怕冷，不易汗出。舌质淡紫，苔薄白，脉弦细稍数。上方去半夏、蒲公英，加煅龙骨、煅牡蛎各 15g。制浓缩丸，每日服用 2 次，每次 15g。

三诊：2022 年 2 月 9 日。患者脱发明显减少，头皮瘙痒持续改善，近日因工作压力较大，面部反复出现红色丘疹。自觉面部干燥，怕冷有所缓解，腋下易汗出，时有口干，食眠可，二便调，月经调。患者气色明显改善，舌脉无明显变化。上方去浮萍、苍术、枳壳，加夜交藤 10g，牛膝 15g，地骨皮 15g。继续制浓缩丸，每日服用 2 次，每次 15g。随诊。

◆ **按语**

中医认为，脂溢性脱发多与肝、脾、肾有关。情志不畅，致肝郁不调，肝郁乘脾，脾失健运，水湿内停，郁久化热，湿热内蕴，阻滞脉络，精血不能上濡；又肝郁乘脾，脾失运化，气血化源不足，致血虚；发为血之余，血虚则发失所养，故见脱发。笔者临床观察，该病患者多为肾精亏虚，先天禀赋不足，或肝郁脾虚，后天失养，后天之精无以充养先天之精，血液生化无源，以及风邪为患所致。因此治疗上应抓住养血、生精、祛风三个关键。

脱发属于疑难病症，病因病机复杂，涉及脏器多，治疗时间长，非一方一药所能奏效，需综合调理，长期服药治疗。笔者治疗脱发，多用中药膏方或中药浓缩丸。中药浓缩丸具有兼顾面广、药力适度宜久服、集调理和治疗于一体、服用方便等诸多优点，有利于对患者进行整体调理，所以临床上，中药浓缩丸常常用于治疗脱发。

中药浓缩丸的组方方面，笔者按照上海中医药大学王庆其教授所提出的三元组方原则来进行施方用药。一是"治既病"，主要治疗现在的主要病症；二是"调体质"，根据患者体质情况进行整体调理；三是"和胃气"，调理脾胃，以保证长期服药不伤脾胃。临床上取得良好疗效。

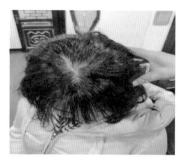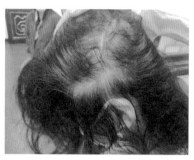

服药前

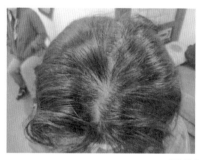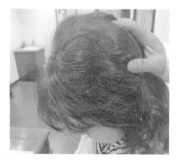

服药后

十三、黄褐斑

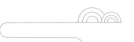

黄褐斑（肝郁肾虚证1）

樊某，女，50岁，黑龙江哈尔滨人，2021年5月26日初诊。

主诉：面、颈部出现泛发性灰褐色斑疹2年余。

现病史：患者2年前面、颈部出现泛发性灰褐色斑疹，以颈部为重，曾在当地医院就诊，诊断为"黄褐斑""皮肤黑变病"，口服中药，外抹药膏，均效果不佳，斑疹面积逐渐扩大，颜色变深，症状加重。患者平素食纳可，睡眠较差，多梦易醒，生活压力较大，怕冷，乏力，腰膝酸软，晨起口干口苦，二便正常。舌质淡，舌边尖稍红，苔薄白，脉弦细稍数。

诊断：

①黄褐斑（肝郁肾虚证）

②皮肤黑变病（颈部）

治则：疏肝滋肾，健脾益气，养血活血，中和气血

处方：

柴胡15g	郁金20g	香附20g	枳壳15g
当归20g	川芎20g	白芍20g	黄芩10g
茵陈20g	生地黄20g	熟地黄20g	怀山药20g
山萸肉20g	炒薏米20g	陈皮20g	丹参20g
鸡血藤30g	莪术15g	桃仁15g	红花15g
泽兰20g	金银花20g	连翘20g	黄芪20g
党参20g	炒白术20g	茯苓20g	石菖蒲15g
枸杞子20g	防风15g	刺蒺藜20g	荆芥15g

浮萍 30g	茜草 20g	益母草 20g	桂枝 10g
生姜 10g	大枣 10g	紫草 20g	鬼箭羽 20g
砂仁 20g	肉豆蔻 15g	黄连 10g	焦三仙 20g
鸡内金 15g	酸枣仁 20g	泽泻 20g	车前子 15g
菟丝子 20g	墨旱莲 30g	女贞子 15g	五味子 20g
刺五加 30g	制何首乌 15g	桑葚 20g	白鲜皮 30g
苦参 15g	太子参 20g		

制作中药浓缩丸，口服，每日 2 次，每次 10g，分早晚饭后半小时口服。嘱患者平时注意防晒，慎用化妆品，同时忌食辛辣、生冷，忌食海鲜等荤腥动风之物，调情志，慎起居，注意休息（下同）。

二诊：2021 年 8 月 25 日。患者规律口服中药浓缩丸近 3 个月，自觉症状改善，面、颈部褐色斑疹颜色变浅，斑疹范围明显消退，怕冷、乏力症状明显改善，睡眠情况好转，二便正常。舌质淡紫，苔薄白，脉弦滑稍数。原方制作中药浓缩丸，继续巩固治疗。随诊。

◆**按语**

黄褐斑是一种临床常见的、好发于中青年女性面部的获得性色素沉着斑，常对称分布。尽管其并不会影响患者的身体健康，但由于其好发于面部，常给患者带来很大的心理负担，严重影响患者的生活质量。黄褐斑是皮肤黑变病的一种亚型，黑变病多发于暴露部位，如面、颈，其次是前胸、上肢，病程呈慢性、进行性发展。

中医认为，黄褐斑多发生在面部，呈对称性淡褐色至深褐色斑，根据发病人群和分布部位的不同有不同的俗称，肝病患者伴有此色素斑，称为"肝斑"；发生于孕妇的称为"妊娠斑"；对称分布在面颊部，形似蝴蝶者，又可称为"蝴蝶斑"。本病与祖国医学文献记载的"黧黑斑"相类似。本病多因肾气不足，肾水不能上承，或肝郁气结，肝失调达，郁久化热，灼伤阴血，致使颜面气血失和而发。"黑变病"多因脾虚不能化生精微，气血亏虚，肌肤失养，或因肾虚水亏不能制火，以致燥结所致。

本案情志不遂，耗伤肝血，导致肝气郁而不舒，乙癸同源，肝郁而肾失濡养，久则肾虚，肾精亏虚黑色上泛，则生黧黑。因此治疗上应疏肝益肾，养血活血，中和气血，以达淡斑祛斑之效。

黄褐斑病因复杂，难治而易复发，涉及脏器多，治疗时间长，非一方一药所能奏效，需综合调理，长期服药治疗。笔者治疗黄褐斑，多用中药膏方或中药浓缩丸。中药浓缩丸药力适度，宜久服，兼顾面广，集治疗和调理于一体，有利于对患者进行整体调理，且服用方便，所以临床上中药浓缩丸常常用于黄褐斑、脱发、痤疮、白癜风、慢性湿疹、银屑病、乳腺或甲状腺结节等需要长期治疗的慢性病和疑难杂症的治疗。

中药浓缩丸或膏方的组方方面，笔者按照上海中医药大学王庆其教授所提出的三元组方原则来进行施方用药。一是"治既病"，主要治疗现在的主要病症；二是"调体质"，根据患者体质情况进行整体调理；三是"和胃气"，适当辅以消导和胃气之方药，以保证长期服药不伤脾胃。

按照三元组方原则：

第一单元，应用逍遥丸、柴胡疏肝散、六味地黄丸、通窍活血汤和四君子汤加减，以疏肝解郁，健脾滋肾，养血活血。

第二单元，针对该患睡眠较差、心烦、常有乏力疲劳的症状，用养心汤、酸枣仁汤、健脾丸和桂枝汤加减，养肝宁心除烦，温阳通络。

第三单元，用焦三仙、鸡内金、砂仁以护胃。

本案的实践证明，运用三元组方的原则，可以发挥中药膏方或中药浓缩丸的优势，达到满意的治疗效果。因为中药浓缩丸的药物较多，组方复杂，临床上必须辨证论治，一人一方，切忌生搬硬套。

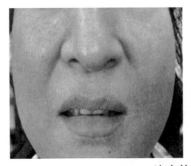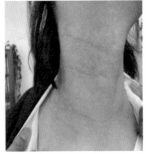

治疗前

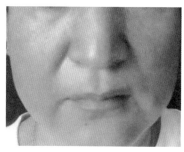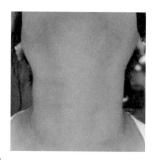

治疗后

黄褐斑（肝郁肾虚证 2）

章某，女，40 岁，黑龙江省七台河市人，2022 年 5 月 30 日初诊。

现病史：该患自述 3 年前面部出现泛发性红色丘疹，部分表面有白尖，不伴有痒痛，曾在当地医院就诊，诊断及用药具体不详；又于美容院外涂护肤品等，红色丘疹部分消退，于原皮损处出现泛发性深褐色斑疹，对称分布，斑疹面积逐渐扩大，可因情绪差而症状加重，故来求诊。患者平素睡眠尚可，胸部常觉憋闷，善太息，好生气，时有乏力症状，由于长期服用中药而胃胀不适，大便干，2～3 日 1 行。舌质淡紫，舌边尖稍红，苔薄白稍腻，脉弦滑稍数。

诊断：黄褐斑兼痤疮（肝郁肾虚证）

治则：疏肝滋肾，健脾益气，祛湿解毒，中和气血

处方：

桔梗 20g	炒薏米 30g	陈皮 20g	白芷 20g
防风 15g	荆芥 15g	黄芩 10g	茵陈 20g
当归 20g	川芎 20g	丹皮 30g	赤芍 20g
栀子 15g	金银花 20g	连翘 20g	蒲公英 30g
菊花 30g	枳实 20g	天花粉 20g	浙贝母 20g
丹参 20g	莪术 15g	桃仁 15g	红花 15g
土茯苓 20g	白鲜皮 20g	泽泻 20g	车前子 15g
皂角刺 15g	柴胡 15g	郁金 20g	香附 15g
枳壳 15g	白芍 20g	生地黄 20g	熟地黄 20g

山药 20g	山萸肉 20g	远志 20g	合欢皮 20g
炒枣仁 20g	夜交藤 30g	煅龙骨 30g	煅牡蛎 30g
黄芪 30g	党参 20g	生白术 20g	茯苓 20g
泽兰 20g	鬼箭羽 20g	桂枝 15g	生姜 15g
大枣 15g	焦三仙 20g	砂仁 20g	鸡内金 20g
茜草 20g	刺五加 30g	枸杞子 20g	墨旱莲 20g
女贞子 20g			

制作中药浓缩丸，每日 2 次，每次 10g，分早晚饭后半小时口服。嘱患者平时注意防晒，慎用化妆品，同时忌食辛辣、生冷，忌食海鲜等荤腥动风之物，调情志，慎起居，注意休息（下同）。

二诊：2022 年 9 月 15 日。患者按要求服用中药浓缩丸 3 月余，自觉症状改善，面部痤疮基本消退，褐色斑疹颜色变浅，乏力症状明显改善，胸部憋闷感好转，胃胀感缓解，二便正常。舌质淡紫，苔薄白，脉弦滑稍数。原方去蒲公英，加香附、刺蒺藜、五味子、夏枯草、积雪草，制作中药浓缩丸，继续巩固治疗。随诊。

◆按语

黄褐斑是一种顽固性色素沉着斑，常对称分布，尤以额部、脸颊及唇周最为常见。与祖国医学文献记载的“黧黑斑”相类似。本病多因肾气不足，肾水不能上承，或肝郁气结，肝失调达，郁久化热，灼伤阴血，致使颜面气血失和而发。黄褐斑在临床上比较常见，中青年女性多发，其不仅影响到面容美观，也容易导致患者产生焦虑、抑郁情绪，常给患者带来很大的心理负担，严重影响患者的生活质量。

本案情志不遂，耗伤肝血，导致肝气郁而不舒，气血抟结，乙癸同源，肝郁肾失濡养，久则肾虚，加上人体血热阳盛，外感风热之邪，气滞血瘀，所谓“有诸内，必形于外”，长时间积累损伤肾、肝以及脾脏，最终在面部产生褐色斑疹及痤疮。脾为后天之本、气血生化之源，脾所化生的气血，可以濡养肾脏。因此治疗上应疏肝滋肾，健脾益气，祛湿解毒，中和气血，以达淡斑祛斑之效。

黄褐斑病因复杂，难治而易复发，涉及脏器多，治疗时间长，非一方一药所能奏效，需综合调理，长期服药治疗。笔者治疗黄褐斑，多用中药膏方或中药浓缩丸。中药浓缩丸药力适度，宜久服，兼顾面广，集治疗和调理于一体，有利于对患者进行整体调理，且服用方便，所以临床上，中药浓缩丸常常用于黄褐斑、脱发、痤疮、白癜风、慢性湿疹、银屑病、乳腺或甲状腺结节等需要长期治疗的慢性病和疑难杂症的治疗。

中药浓缩丸或膏方的组方方面，笔者按照上海中医药大学王庆其教授所提出的三元组方原则来进行施方用药。一是"治既病"，主要治疗现在的主要病症；二是"调体质"，根据患者体质情况进行整体调理；三是"和胃气"，适当辅以消导和胃气之方药，以保证长期服药不伤脾胃。

按照三元组方原则：

第一单元，应用柴胡疏肝散、六味地黄丸、通窍活血汤，由于该患还兼有痤疮，故再加入清上防风汤加减，以疏肝滋肾，活血通窍，祛湿解毒。

第二单元，该患胸部常觉憋闷，善太息，好生气，易乏力疲劳，用逍遥丸、四君子汤加减，疏肝健脾，理气养血。

第三单元，用焦三仙、炒薏苡仁、鸡内金、砂仁以护胃。

本案的实践证明，运用三元组方的原则，可以发挥中药膏方或中药浓缩丸的优势，达到满意的治疗效果。但中药浓缩丸的组方需得辨证论治，一人一方，切忌生搬硬套。

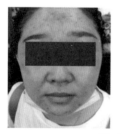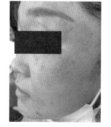

治疗前

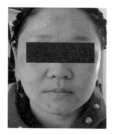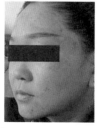

治疗后

十四、带状疱疹

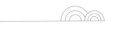

带状疱疹（肝经湿热证1）

李某，女，29岁，黑龙江哈尔滨人，2019年3月2日初诊。

主诉：右上肢及前胸起疱疹，色红，伴痛痒1周。

现病史：患者近1周来，右上肢及前胸疼痛后出现红色疱疹，自行服用药物（具体不详），效不佳来诊。现患者饮食可，因疼痛致近日失眠，二便调，舌淡紫，舌边尖红，苔薄黄，脉弦滑数。

诊断：蛇串疮（肝经湿热证）

治则：泻肝经实火，清利湿热

处方：

柴胡 10g	郁金 10g	枳壳 10g	陈皮 10g
白芍 15g	当归 15g	川芎 15g	赤芍 10g
金银花 15g	连翘 10g	蒲公英 20g	延胡索 20g
黄芩 10g	茵陈 15g	炒薏苡仁 20g	泽泻 15g
车前子 10g	牡丹皮 20g	栀子 10g	

7剂，水煎服，每日1剂，分早晚饭后半小时温服。嘱其停用其他药物，同时忌食辛辣、生冷，忌食海鲜等荤腥动风之物，调情志，慎起居，注意休息（下同）。

二诊：2019年3月9日。服用上方1周后，病情有所好转，右上肢及前胸部疱疹开始缩小，颜色变暗，前胸部疱疹偶有瘙痒、针刺痛及跳痛感，患者近日自觉口干，手足心热，大便每日1次，质稍稀。舌淡红，苔薄黄，脉弦滑数。根据舌脉症，前方去柴胡、黄芩，加丹参20g，川楝子10g，黄柏

10g，知母 10g。7 剂，水煎服，每日 1 剂，分早晚饭后半小时温服。

三诊：2019 年 3 月 16 日。患者自述服用上方 1 周后，病情逐渐好转，患处痛痒感有所减轻，饮食可，睡眠欠佳，大便稀，小便黄，舌脉无明显变化。患者睡眠欠佳，大便稍稀，根据舌脉症及患者病情变化调整用药。处方：

郁金 15g	枳壳 10g	陈皮 10g	白芍 15g
当归 15g	川芎 15g	金银花 15g	连翘 10g
苍术 10g	黄柏 10g	茵陈 10g	丹参 20g
延胡索 20g	蒲公英 20g	牡丹皮 15g	赤芍 10g
栀子 10g	泽泻 15g	炒薏苡仁 20g	

7 剂，水煎服，每日 1 剂，分早晚饭后半小时温服。

四诊：2019 年 3 月 23 日。患者自述服用上方 1 周后，症状明显好转，患处偶有瘙痒，要求停用口服药，饮食可，睡眠稍有改善，二便调。根据舌脉症，辨证治法同前，考虑患者皮疹已有明显好转，前方去苍术，加知母 10g，白鲜皮 15g。7 剂，水煎服，每日 1 剂，分早晚饭后半小时温服。嘱其再服用 1 周汤剂后停药，同时要戒烟酒，勿过劳，调情志，慎起居，忌生冷、辛辣、油炸食品，宜食用温且易消化之品。

◆ 按语

带状疱疹俗称"蛇盘疮""缠腰火丹"，是由水痘—带状疱疹病毒引起的急性感染性皮肤病。疱疹病毒常侵袭肋间神经，出现的红色簇状疱疹。由于病毒具有亲神经性，感染后可长期潜伏于脊髓神经后根神经节的神经元内，当免疫力低下或劳累、感染、感冒时，病毒可再次生长繁殖。中医目前采用中药口服综合治疗，或采用针灸、放血、拔罐等方法，可减轻疼痛。如不治疗，皮肤疱疹 1 周内可消失，结痂后易出现带状疱疹后遗神经痛。

本案带状疱疹辨证为肝经湿热型。对于此型带状疱疹治疗上宜清肝泻火，祛湿解毒。在临床治疗带状疱疹时经常使用当归、川芎、延胡索、郁金等活血行气止痛；柴胡、郁金、枳壳、陈皮等疏肝解郁，消积止痛；黄芩、茵陈、苍术、黄柏清热利湿，清泻肝经湿热；徐长卿、虎杖、泽泻、车前子以清热利湿，使湿热从小便而去。诸药相配疏肝行气，清热利湿，活血止痛。

带状疱疹属于病毒性皮肤病，治疗此病，需结合临床实际，辨证施治，多方面考虑，预防出现带状疱疹后遗神经痛。患者需遵医嘱，坚持按时服药治疗，注意饮食，避免食用辛辣刺激食物、饮酒等，并调节情志。不可乱用外用药物，或服用不明药品。

带状疱疹（肝经湿热证2）

成某，男，35岁，黑龙江哈尔滨人，2022年3月28日初诊。

主诉：左胁肋部起红斑、水疱伴疼痛2周。

现病史：患者自述2周前左胁肋部无明显诱因出现红斑、水疱伴疼痛，曾口服普瑞巴林、甲钴胺片等西药，外用利多卡因止痛贴，并结合火针、拔罐治疗，效果不显著。现左胁肋部可见成片红斑，上有集簇水疱，伴疼痛，衣物摩擦及受压后痛甚，偶有瘙痒。近期压力大，口干，食可，眠一般，二便正常。舌质淡紫，舌尖红，苔薄白，脉弦滑稍数。

诊断：带状疱疹（肝经湿热证）

治则：清肝泻火，利湿解毒，通络止痛

处方：龙胆泻肝汤合五味消毒饮加减

黄芩 10g	茵陈 15g	柴胡 10g	郁金 10g
枳壳 10g	土茯苓 20g	苦参 10g	当归 15g
川芎 15g	牡丹皮 20g	栀子 10g	金银花 15g
连翘 15g	延胡索 20g	丹参 15g	莪术 10g
蒲公英 20g	菊花 20g	炒薏苡仁 15g	泽泻 15g
生地黄 15g	车前子 10g		

7剂，水煎服，每日1剂，分早晚饭后温服。嘱其忌辛辣刺激、煎炸油腻及鱼腥之品（下同）。

二诊：2022年4月4日。患者服药后症状好转，左胁肋部红斑消退，部分水疱干燥、结痂，无新发皮疹，疼痛程度减轻，偶有瘙痒，衣物摩擦后痛甚。仍口干，食可，睡眠一般，二便正常。舌质淡紫，舌尖红，苔薄白，脉弦滑稍数。上方去蒲公英、菊花，加桃仁10g，红花10g，土茯苓改为15g。

7剂，水煎服，每日1剂，早晚饭后温服。

三诊：2022年4月11日。患者服药后症状明显好转，左胁肋部疱疹基本结痂、脱落，遗留色素沉着斑，衣物摩擦后疼痛程度较前减轻，受风后疼痛加重，偶有轻微瘙痒。口干口苦，饮食正常，睡眠改善，二便调。舌脉无明显变化。上方去郁金，加防风10g，刺蒺藜15g。7剂，水煎服，每日1剂，早晚饭后温服。

四诊：2022年4月18日。患者自述服药后病情持续好转，左胁肋部色素沉着斑颜色减淡，疼痛明显缓解，仅偶有轻微疼痛，瘙痒不明显。无口干口苦，食眠可。大便每日3次，不成形。舌质淡紫，舌尖稍红，苔薄白，脉弦滑。上方黄芩改为6g，7剂，水煎服，每日1剂，早晚饭后温服，继续巩固治疗。随诊。

◆ **按语**

带状疱疹是一种急性疱疹性病毒性皮肤病。临床表现以簇集性水疱，沿身体一侧周围神经呈带状分布，伴明显神经痛为特征。西医治疗以抗病毒、止痛、消炎、防治并发症为主。

本病属中医学"蛇串疮""缠腰火丹""火带疮"等范畴，其病因病机为：肝经郁火和脾经湿热内蕴，相互搏结，又复感时毒之邪，以致引动肝火，湿热蕴蒸浸淫肌肤、脉络而发为疱疹。

本案患者平时易上火，近期精神压力较大，情志内伤，肝郁化火，加之外感毒邪而发病。毒邪化火与肝火搏结，阻遏经络，气血不通，不通则痛，故症见疼痛；毒热蕴于血分则发红斑；湿热凝聚不得疏泄则起水疱。治宜清肝泻火，利湿解毒，通络止痛，方用龙胆泻肝汤合五味消毒饮加减。龙胆泻肝汤，具有清泻肝胆实火、清利肝经湿热的功效，主治肝胆实火、肝经湿热证。五味消毒饮具有清热解毒、消散疔疮之效，主治火毒结聚之疔疮。龙胆泻肝汤方中龙胆草味苦，性寒，恐其过凉，故用茵陈替之。加川芎、牡丹皮、郁金、丹参、莪术等活血凉血、通络止痛，连翘清热解毒，枳壳、延胡索行气止痛，土茯苓、苦参清热除湿止痒；另酌加炒薏苡仁除湿护胃，以防寒凉伤中。诸药合用，共奏清肝泻火、利湿解毒、通络止痛之效，疗效显著。

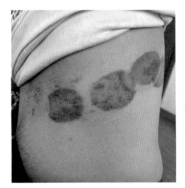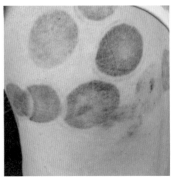

治疗前

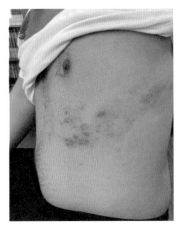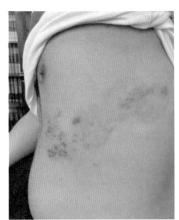

治疗中

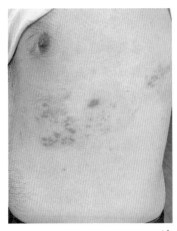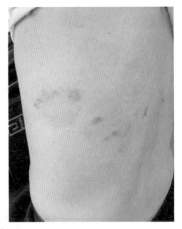

治疗后

带状疱疹（肝经湿热证3）

王某，男，79岁，黑龙江省哈尔滨市人，因头面部红斑、水疱伴疼痛半月余，于2022年7月13日来我院就诊。患者自述：发病初曾在当地医院诊治，诊断为"带状疱疹"，口服甲钴胺片、普瑞巴林等西药，效果不佳，症状逐渐加重，故来求诊。现症见患者前额部、右眼眶周围成片红斑，上有集簇水疱，伴疼痛，夜间及遇热症状加重。患者近期曾患湿疹，平素易怒，常有口苦，自觉有口臭，饮食尚可，睡眠不佳（疼痛所致），二便正常。舌质淡紫，舌边尖红，苔薄白稍腻，脉弦滑稍数。

诊断：带状疱疹（肝经湿热证）

治则：清肝泻火，利湿解毒，通络止痛

处方：龙胆泻肝汤合五味消毒饮加减

黄芩 10g	茵陈 10g	柴胡 10g	枳壳 10g
防风 10g	荆芥 10g	金银花 15g	连翘 15g
蒲公英 20g	菊花 20g	当归 15g	川芎 15g
牡丹皮 20g	赤芍 15g	栀子 10g	延胡索 20g
丹参 15g	徐长卿 10g	炒薏苡仁 15g	泽泻 15g
车前子 15g			

7剂，水煎服，每日1剂，分早晚饭后温服。嘱其忌辛辣刺激、煎炸油腻及荤腥动风之物，调情志，慎起居（下同）。

二诊：2022年7月20日。患者服药1周后症状好转，无新发疱疹，面部皮疹颜色变淡，口臭症状改善，仍有口苦，夜尿变多，睡眠稍有改善，舌质淡紫，舌尖稍红，苔薄白，脉弦滑稍数。上方去蒲公英、车前子，加郁金10g。7剂，水煎服，每日1剂，早晚饭后温服。

三诊：2022年7月27日。患者自述服药后，疼痛明显减轻，面部皮疹结痂，皮疹干燥无渗出，口苦症状改善，睡眠明显改善，夜尿多症状改善，舌脉无明显变化。上方加莪术10g，7剂，水煎服，每日1剂，早晚饭后温服。

四诊：2022年8月3日。患者述服药后病情持续好转，面部疱疹基本结痂、脱落，疼痛基本缓解，食眠可，二便正常。舌质淡紫，舌尖稍红，苔薄白，脉弦滑稍数。上方改黄芩为 6g，7 剂，水煎服，每日 1 剂，早晚饭后半小时温服。随诊。

◆**按语**

带状疱疹是一种急性疱疹性病毒性皮肤病，临床表现以簇集性水疱，沿身体一侧周围神经呈带状分布，伴明显神经痛为特征。西医治疗以抗病毒、止痛、消炎、防治并发症为主。本病属中医学"蛇串疮""缠腰火丹""火带疮"等范畴，其病因病机为肝经郁火和脾经湿热内蕴，相互搏结，又复感时毒之邪，以致引动肝火，湿热蕴蒸浸淫肌肤、脉络而发为疱疹。

本案素有脾湿，平时易上火，近期精神压力较大，情志内伤，肝郁化火，加之外感毒邪而发病。毒邪化火与肝火搏结，阻遏经络，气血不通，不通则痛，故症见疼痛；毒热蕴于血分则发红斑；湿热凝聚不得疏泄则起水疱。治宜清肝泻火，利湿解毒，通络止痛，方用龙胆泻肝汤合五味消毒饮加减。龙胆泻肝汤，具有清泻肝胆实火、清利肝经湿热的功效，主治肝胆实火、肝经湿热证。五味消毒饮具有清热解毒、消散疔疮之效，主治火毒结聚之疔疮。龙胆泻肝汤方中龙胆草味苦，性寒，恐其过凉，故用茵陈替之。加川芎、牡丹皮、丹参等活血凉血、通络止痛，连翘清热解毒，枳壳、延胡索行气止痛；另酌加炒薏苡仁除湿护胃，以防寒凉伤中。诸药合用，共奏清肝泻火、利湿解毒、通络止痛之效，疗效显著。

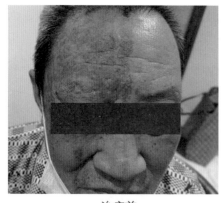
治疗前

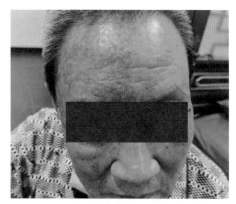
治疗后

带状疱疹（气滞血瘀证）

王某，女，77岁，黑龙江哈尔滨人，2019年5月14日初诊。

主诉：左侧腰、腿外侧起疱疹，伴痛痒10天。

现病史：患者10天前无明显诱因出现左腰部簇集状疱疹，伴疼痛，后左侧大腿外侧出现同样疱疹。自口服阿昔洛韦片，外用阿昔洛韦乳膏，疱疹有消退，但疼痛未见减轻，现患者原皮损处已部分结痂，伴痛痒，夜间加重。自述周身关节疼痛，活动不利，颈椎、腰椎均有病变。患者食纳可，睡眠欠佳（因疼痛影响睡眠，甚时影响饮食）。大便干，小便黄，口苦，平素怕冷。舌淡紫，舌体稍大，苔白，脉弦滑稍数。既往有高血压、心脏病史。

诊断：带状疱疹（气滞血瘀证）

治则：清热解毒，健脾祛湿，活血止痛

处方：

牛膝10g	地龙10g	香附10g	当归15g
川芎15g	党参15g	苍术10g	黄柏10g
五灵脂10g	桃仁10g	红花10g	牡丹皮15g
赤芍10g	金银花15g	连翘10g	蒲公英20g
泽泻15g	车前子10g	丹参15g	炒薏苡仁20g
延胡索20g			

5剂，水煎服，每日1剂，分早晚饭后半小时温服。嘱其降压治疗，同时忌食辛辣、生冷，忌食海鲜等荤腥动风之物，调情志，慎起居，注意休息（下同），同时建议患者住院治疗。

二诊：2019年5月19日。患者服上方5剂后，病情明显缓解。疱疹大部分消退，疼痛有所减轻，现为刺痛感，患处有瘙痒。仍有关节疼痛，活动不利。平素时有阵发性出汗，近日有口苦，自觉双膝恶风，大便每日1次，稍干。前方去车前子、五灵脂、炒薏苡仁、地龙，加入秦艽10g，防己10g，白芍15g，改金银花为大青叶。7剂，水煎服，每日1剂，分早晚饭后半小时温服。

三诊：2019年5月26日。患者服药后症状持续好转，疱疹基本消退，刺痛感明显减轻，瘙痒较前缓解。关节疼痛有所改善，余均同前。前方原方，7剂，水煎服，每日1剂，分早晚饭后半小时温服，继续巩固治疗。随诊。

◆**按语**

本案带状疱疹，中医病名为"蛇串疮"，以身体单侧出现的簇集性、条带状疱疹，并伴有明显疼痛为特点，好发于老年人及体质较弱的人，若治疗不及时或不彻底易遗留后遗症。本病病机多为肝经湿热、热毒或气滞血瘀所致。但本案患者年龄大，且患有多种慢性疾病，此类患者多为本虚标实。在清热解毒、行气活血、祛湿止痛的基础上，应在辨证后对患者给予补虚之法。此患者舌质淡紫，舌体稍大，行动不利，平时应有乏力、虚弱的症状，因此加入黄芪、党参等补气健脾的药物，扶助正气以抗邪。

带状疱疹（肝胆热盛证）

方某，男，62岁，黑龙江省哈尔滨市人，2023年1月12日初诊。

主诉：左颈部、左前胸、后背泛发性红斑、水疱伴疼痛5天。

现病史：患者自述新冠感染后，情志不遂、焦虑；5天前因理发接触不洁毛巾后发病，自行口服脱敏药（具体不详），外用丹皮酚软膏，效果不佳，症状逐渐加重，故来求诊。现症见：左颈、左前胸及肩胛部周围成片红斑，上有集簇水疱，水疱呈淡黄色，伴疼痛，遇热及出汗后症状加重。患者平素易怒，常有口干口苦，饮食尚可，睡眠不佳（疼痛所致），二便正常。舌质淡紫，舌边尖红，苔白稍腻，脉弦滑稍数。

诊断：带状疱疹（肝胆热盛证）

治则：清热利湿，凉血解毒，行气止痛

处方：龙胆泻肝汤合五味消毒饮加减

黄芩 10g	茵陈 20g	柴胡 10g	当归 20g
栀子 15g	生地黄 20g	泽泻 20g	车前子 15g
金银花 20g	蒲公英 30g	野菊花 30g	连翘 20g
枳壳 15g	川芎 20g	牡丹皮 30g	赤芍 20g

延胡索 30g　　　　丹参 20g　　　　　炒薏苡仁 20g　　　茜草 20g

土茯苓 20g

7 剂，水煎服，每日 1 剂，分早晚饭后温服。嘱其忌辛辣刺激、煎炸油腻及荤腥动风之物，停用其他外用药，调情志，慎起居（下同）。

因患者病情较重，同时配合口服阿昔洛韦片治疗。

二诊：2023 年 1 月 19 日。患者服药 1 周后症状好转，皮疹有所消退，颜色变淡，夜间疼痛缓解，口干口苦明显，睡眠稍有改善，小便频，大便正常。舌质淡紫，舌尖稍红，苔薄白稍腻，脉弦滑稍数。上方去车前子，茜草改为 15g。7 剂，水煎服，每日 1 剂，早晚饭后温服。

三诊：2023 年 2 月 2 日。患者自述服药后，皮疹结痂，水疱干瘪，渗出减少，疼痛明显减轻，口干、口苦症状改善，睡眠明显好转，二便正常。舌质淡紫，舌尖稍红，苔薄白，脉弦滑稍数。上方去蒲公英，延胡索改为 20g。7 剂，水煎服，每日 1 剂，早晚饭后温服，并停用阿昔洛韦片。

四诊：2023 年 2 月 10 日。患者述服药后病情持续好转，皮疹基本结痂、脱落，表面干燥，疼痛基本缓解，食眠可，二便正常。舌质淡紫，舌尖稍红，苔薄白，脉弦滑稍数。上方续开 7 剂，水煎服，每日 1 剂，早晚饭后半小时温服。随诊。

◆ **按语**

带状疱疹是由水痘—带状疱疹病毒引起的急性感染性皮肤病。部分患者感染后病毒可长期潜伏于脊髓神经后根神经节的神经元内，当抵抗力低下或劳累、感染、感冒时，病毒可再次生长繁殖，临床表现以簇集性水疱，沿身体一侧周围神经呈带状分布，伴明显神经痛为特征。本病属中医学"蛇串疮""缠腰火丹""火带疮"等范畴，其病因病机为：肝经郁火和脾经湿热内蕴，相互持结，又复感时毒之邪，以致引动肝火，湿热蕴蒸浸淫肌肤、脉络而发为疱疹。

本案平素易上火，新冠感染后，情志不遂，焦虑；肝气郁结，久而化火，肝经火毒蕴结，加之外感毒邪而发病。毒邪化火与肝火持结，阻遏经络，气血不通，不通则痛，故症见疼痛；毒热蕴于血分则发红斑；湿热凝聚不得疏泄则起水疱。

　　治宜清热利湿，凉血解毒，行气止痛，方用龙胆泻肝汤合五味消毒饮加减。龙胆泻肝汤，具有清泻肝胆实火、清利肝经湿热的功效，主治肝胆实火、肝经湿热证。五味消毒饮具有清热解毒、消散疔疮之效，主治火毒结聚之疔疮。龙胆泻肝汤方中龙胆草味苦，性寒，恐其过凉，故用茵陈替之；五味消毒饮中去掉紫花地丁、紫背天葵，加川芎、丹皮、丹参活血凉血、通络止痛，连翘清热解毒，枳壳、延胡索行气止痛，土茯苓、茜草凉血解毒；另酌加炒薏米除湿护胃，以防寒凉伤中。诸药合用，共奏清热利湿、凉血解毒、行气止痛之效，疗效显著。

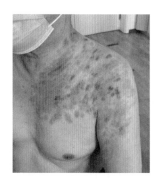
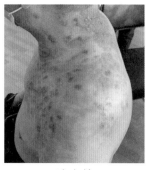
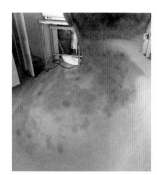

治疗前

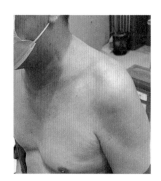
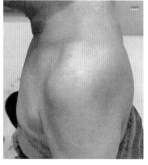
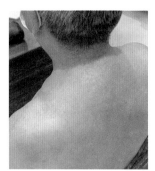

治疗后

十五、白癜风

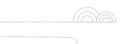

白癜风（气血不和证 1）

秦某，男，15 岁，黑龙江绥化人，2019 年 1 月 14 日初诊。

主诉：右眼睑周白斑 1 年余。

现病史：患者右眼睑处有鸡蛋大小、形状不规则的乳白色斑片，无自觉症状，边界清楚，周围色素较深。曾于黑龙江省中医药大学附属第一医院就诊，诊断为"白癜风"，口服中成药治疗（不详），效果不明显。患者性格内向，平日学习紧张。自觉乏力，饮食欠佳，夜寐不安，二便调。舌质淡，苔薄白，脉细弱。

诊断：白癜风（气血不和证）

治则：养血疏风，中和气血

处方：

当归 15g	鸡血藤 20g	防风 10g	白蒺藜 15g
补骨脂 15g	川芎 10g	赤芍 15g	红花 10g
陈皮 10g	黄芪 15g	制首乌 15g	薏苡仁 15g
山楂 15g			

30 剂，颗粒剂，水冲服，每日 1 剂，分早晚饭后半小时温服。嘱其停用其他药物，同时忌食辛辣、生冷，忌食海鲜等荤腥动风之物，调情志，慎起居，注意休息（下同）。

二诊：2019 年 2 月 18 日。服用上方 1 月后，患者自觉白斑色加深向正常肤色转变。纳差，余均正常。舌质淡，苔薄白，脉细。辨证同前，因患者纳差加入健脾开胃药。上方去薏苡仁，加牡丹皮 10g，神曲 15g，麦芽 15g。

30剂，颗粒剂，水冲服，每日1剂，早晚饭后温服。

三诊：2019年3月19日。服用上方1月后，患者家属代述，患者白斑处持续缩小，白斑色加深向正常肤色转变。现仍纳差。辨证同前，酌加活血祛瘀药。上方加桃仁15g。60剂，颗粒剂，水冲服，每日1剂，早、晚饭后温服。

四诊：2019年5月24日。患者家属代诉，患者眼睑处白斑仍持续缩小，仅剩硬币大小白斑。现纳差症状缓解，近日自觉乏力，心烦易怒，入睡困难。加疏肝理气药。上方去山楂、神曲、麦芽，加郁金15g，枳壳15g，白芍15g，桑白皮15g，生姜6g，大枣15g。30剂，颗粒剂，水冲服，每日1剂，早晚饭后温服。嘱患者节情志，防劳累，调饮食，随诊。

◆**按语**

白癜风是一种常见的色素脱失性皮肤黏膜病变，属严重损容性疾病。与祖国医学文献中记载的"白癜"或"白驳风"类似。本病常因饮食不节，情志失调，外邪乘虚侵袭肌腠，脉络瘀阻或局部跌扑损伤而诱发。瘀血阻滞经脉是基本病机。

本案白癜风辨证属气血不和型。肝气郁结，气机不畅，痹阻经络，气血不行，致肌肤失养，则生白斑。病程日久，复感风邪，气血亏损致肝肾不足，气血不调，瘀阻经脉，亦生白斑。"治风先治血，血行风自灭"。故治以养血祛风，活血理气，补益肝肾。方中重用当归、川芎、鸡血藤活血化瘀，配以防风以养血疏风。诸药配伍使瘀血得消，气血中和，诸症渐愈。

白癜风（气血不和证2）

李某，男，38岁，黑龙江哈尔滨人，2020年12月5日初诊。

主诉：双手手背不规则白斑1年余。

现病史：自述近日作息不规律，心情抑郁，双手出现泛发性色素脱失斑，今日故来就诊。症见：双手背部及手指背侧数个形状不规则乳白色斑片，边界清楚，周围色素较深，无痛痒。该患平素工作压力大，常熬夜，易怒，心烦，怕冷，睡眠质量差，二便尚可。舌质淡紫，舌尖红，苔薄白，脉弦滑稍数。

诊断：白癜风（气血不和证）

治则：疏肝解郁，养血活血祛风，中和气血

处方：

当归 20g	川芎 20g	鸡血藤 30g	丹参 30g
莪术 15g	桃仁 15g	红花 15g	防风 15g
白蒺藜 30g	补骨脂 20g	黄芩 10g	茵陈 20g
丹皮 30g	赤芍 20g	黄芪 20g	黑豆 30g
首乌藤 30g	白芷 15g	沙苑子 15g	桂枝 15g
生姜 15g	大枣 15g	金银花 20g	连翘 20g
蒲公英 30g	大青叶 20g	茜草 20g	紫草 20g
蜂房 15g	苍术 15g	墨旱莲 30g	女贞子 15g
枸杞子 15g	太子参 20g	鬼箭羽 15g	浮萍 30g
柴胡 15g	郁金 20g	香附 15g	枳壳 15g
白芍 20g	石菖蒲 15g	何首乌 20g	焦三仙各 20g
鸡内金 15g	砂仁 15g	炒薏米 30g	陈皮 20g
远志 20g	合欢皮 20g	炒白术 20g	茯苓 20g
黄连 10g	木香 15g	泽泻 20g	车前子 15g
酸枣仁 15g	金钱草 15g	炙甘草 10g	煅龙骨 20g
煅牡蛎 20g			

制作中药浓缩丸，每日 2 次，每次 10g，分早晚饭后半小时口服。嘱其忌烟酒、辛辣、生冷和油腻之品，调情志，慎起居。

二诊：2021 年 5 月 25 日。患者按医嘱口服中药浓缩丸 2 个月后，停药期间病情持续好转且未见新发，手背部白斑面积变小，颜色变淡，边缘色素脱失稍有恢复，睡眠明显改善，二便正常。舌质淡紫，舌尖稍红，苔薄白。脉弦滑稍数。原方制作中药浓缩丸，继续服用中药浓缩丸巩固治疗。

三诊：2022 年 1 月 25 日。患者按医嘱口服中药浓缩丸 2 个月后，因去外地工作停药，其间症状持续好转，手背及手指白斑面积明显变小，颜色明显减淡，边缘色素脱失明显恢复，近日工作压力大，睡眠差，夜间汗多，为巩固治疗、以防复发，故来诊。上方去蜈蚣、蜂房，加煅龙骨、煅牡蛎、生地黄、茜草，制作中药浓缩丸，继续服用中药浓缩丸巩固治疗。

◆按语

"白癜风"与祖国医学文献中记载的"白癜"或"白驳风"相类似，如《医宗金鉴》中关于白驳风的记载："此证自面及颈项，肉色忽然变白，状类癜点，并不痒痛……若因循日久，甚者延及遍身。"白癜风的发病是在内因、外来致病因素共同参与下促成的，多由七情内伤，肝气郁结，气机不畅，复感外部风(或兼夹湿、热等)邪内侵，搏于肌肤，致气血失和，而发本病。

本患平素易怒、作息不规律，肝失疏泄，导致气机郁结，血瘀气滞在肌表纹理使肤表皮毛失去营养而发病。治则为疏肝解郁，养血活血祛风，中和气血。

白癜风属于疑难病症，病因病机复杂，以情志内伤、气血失和为主，且奏效慢，治愈难，易复发。因此治疗时间长，非一方一药所能如愿，需综合调理、辨证施治，并长期坚持服药治疗。

由于长期服用中药汤剂多有不便，患者一般难以接受，故笔者经常使用中药浓缩丸治疗白癜风。中药浓缩丸具有兼顾面广、药力适度、作用持久、集调理和治疗于一体、携带服用方便、可长期口服等优点。所以临床上，中药浓缩丸常常用于治疗脱发、痤疮、白癜风、黄褐斑、银屑病、乳腺或甲状腺结节等疑难病症。

中药浓缩丸的组方方面，笔者按照上海中医药大学王庆其教授所提出的三元组方原则来进行施方用药。第一组方药是"治既病"，主要治疗现在的主要病症；第二组方是"调体质"，根据患者体质情况进行整体调理；第三组方是"和胃气"，调理脾胃，以保证长期服药不伤脾胃。

本案治疗所用中药浓缩丸的组方：

第一单元组方，主要用治疗白癜风之方药，如白驳丸，桃红四物汤，四君子汤和浮萍、鬼箭羽、荆芥等祛风之品。

第二单元组方，主要用调理体质之方，如柴胡疏肝散、天王补心丹、六味地黄丸等。

第三单元组方，主要用调胃护胃之方药，如香砂养胃丸加焦三仙、炒薏苡仁、陈皮、鸡内金等。

本案的实践证明，运用三元组方的原则，可以发挥中药膏方或中药浓缩丸的优势，达到满意的治疗效果。

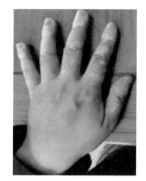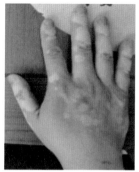

治疗前

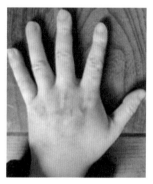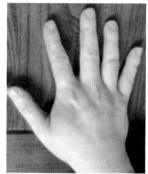

治疗后

白癜风（气血不和证3）

张某，男，29岁，黑龙江哈尔滨人，2021年9月6日初诊。

主诉：右手手背不规则白斑1年余。

现病史：自述1年前因不慎烫伤后，右手背出现白斑，逐渐扩大，故来就诊。症见：右手背近拇指处有鸡蛋大小、形状不规则的乳白色斑片，无痛痒，边界清楚，周围色素较深。该患平素工作压力大，常熬夜，易怒，心烦，睡眠质量差，二便尚可。舌质淡紫，舌尖红，苔薄白，脉弦滑稍数。

诊断：白癜风（气血不和证）

治则：疏肝解郁，养血活血祛风，中和气血

处方：

当归20g　　　　川芎20g　　　　丹参20g　　　　鸡血藤30g

莪术 15g	桃仁 15g	红花 15g	防风 15g
白蒺藜 30g	补骨脂 20g	丹皮 30g	赤芍 20g
黄芪 30g	黑豆 30g	首乌藤 30g	白芷 15g
沙苑子 15g	黄芩 10g	茵陈 20g	土茯苓 30g
白鲜皮 30g	苦参 15g	荆芥 15g	金银花 20g
连翘 20g	蒲公英 30g	桂枝 15g	生姜 15g
大枣 15g	茜草 20g	紫草 20g	柴胡 15g
郁金 20g	香附 20g	枳壳 15g	白芍 20g
炒枣仁 20g	远志 20g	合欢皮 20g	菊花 30g
炒薏米 30g	陈皮 20g	泽泻 20g	车前子 15g
党参 20g	炒白术 20g	茯苓 20g	山药 20g
熟地黄 20g	山茱肉 20g	焦三仙各 20g	砂仁 20g
鬼箭羽 15g	浮萍 30g	太子参 20g	墨旱莲 20g
女贞子 15g	枸杞子 20g	半枝莲 20g	炙甘草 10g
鸡内金 15g			

制作中药浓缩丸，每日 2 次，每次 10g，分早晚饭后半小时口服。嘱其忌食辛辣、甜食、生冷和油腻之品，调情志，慎起居，少熬夜，勿过劳。

二诊：2021 年 11 月 23 日。患者按医嘱口服中药浓缩丸 2 个月后，手背部白斑面积变小，颜色变淡，边缘色素脱失稍有恢复，睡眠明显改善，二便正常。舌质淡紫，舌尖稍红，苔薄白，脉弦滑稍数。原方制作中药浓缩丸，继续服用巩固治疗。

三诊：2022 年 2 月 15 日。患者自述服用中药浓缩丸治疗后症状明显改善，手背部白斑面积有所消退，颜色较前明显变淡，易怒症状改善，睡眠可，二便调。舌质淡紫，舌尖稍红，苔薄白，脉弦滑稍数。原方制作中药浓缩丸，继续服用巩固治疗。随诊。

◆ 按语

"白癜风"与祖国医学文献中记载的"白癜"或"白驳风"相类似，如《医宗金鉴》记载：白驳风"此证自面及颈项，肉色忽然变白，状类癜点，并不痒痛……若因循日久，甚者延及遍身"。白癜风之发病是在内因、外来致病因素共同参与下促成的，多由七情内伤，肝气郁结，气机不畅，复感外部风（或兼夹湿、热等）邪内侵，搏于肌肤，致气血失和，而发本病。

本患因烫伤后发病，血瘀于皮里，再加上患者平素易怒、作息不规律，肝失疏泄，导致气机郁结，人体血液不能正常运行，血瘀气滞在肌表纹理使肤表皮毛失去营养而发病。治则为疏肝解郁，养血活血祛风，中和气血。

"白癜风"属于疑难病症，病因病机复杂，以情志内伤、气血失和为主，且奏效慢，治愈难，易复发。因此治疗时间长，非一方一药所能如愿，需综合调理、辨证施治，并长期坚持服药治疗。

由于长期服用中药汤剂多有不便，患者一般难以接受，故笔者经常使用中药浓缩丸治疗白癜风。中药浓缩丸具有兼顾面广、药力适度、作用持久、集调理和治疗于一体、携带服用方便、可长期口服等优点。所以临床上，中药浓缩丸常常用于治疗脱发、痤疮、白癜风、黄褐斑、银屑病、乳腺或甲状腺结节等疑难病症。

中药浓缩丸的组方方面，笔者按照上海中医药大学王庆其教授所提出的三元组方原则来进行施方用药。第一组方药是"治既病"，主要治疗现在的主要病症；第二组方是"调体质"，根据患者体质情况进行整体调理；第三组方是"和胃气"，调理脾胃，以保证长期服药不伤脾胃。

本案的实践证明，运用三元组方的原则，可以发挥中药膏方或中药浓缩丸的优势，达到满意的治疗效果。

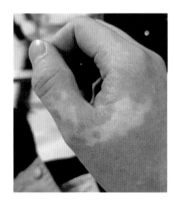 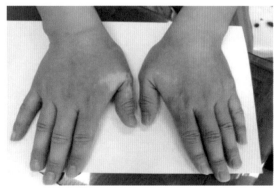

治疗前

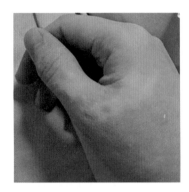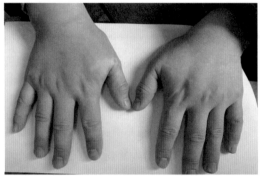

服药 2 个月

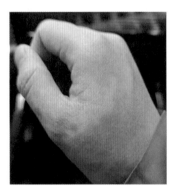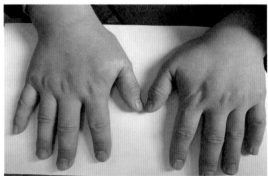

服药 5 个月

十六、玫瑰糠疹

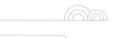

玫瑰糠疹

白某，男，30岁，黑龙江哈尔滨人，2019年1月8日初诊。

主诉：躯干四肢起红斑，上附鳞屑伴瘙痒2周。

现病史：患者躯干及四肢皮疹呈椭圆形，色红，表面有薄细鳞屑，胸背部皮疹长轴与皮纹平行。患者半月前曾患急性上呼吸道感染，后在胁肋部出现拇指甲大小椭圆形玫瑰红色斑疹，上覆白色鳞屑伴瘙痒，未予重视。1周前皮损逐渐发展，整个躯干及四肢近端出现同形皮疹。平素易出汗，心烦口苦，大便2～3日1次，尿微黄。舌质红，苔薄黄，脉弦滑稍数。

诊断：玫瑰糠疹（血热证）

治则：清热凉血，散风止痒

处方：凉血活血汤加减

白茅根20g	生地黄20g	牡丹皮15g	赤芍10g
黄芩10g	茵陈15g	金银花15g	连翘10g
白鲜皮20g	苦参10g	防风10g	刺蒺藜15g
桔梗10g	炒薏苡仁20g	地肤子20g	栀子10g

7剂，水煎服，每日1剂，分早晚饭后半小时温服。嘱其停用其他药物，同时忌食辛辣、生冷，忌食海鲜等荤腥动风之物，调情志，慎起居，注意休息（下同）。

二诊：2019年1月15日。患者服用上方7剂后，无新发皮疹，原有红斑颜色较前明显变淡，瘙痒明显减轻。易出汗及心烦口苦之症状有所缓解，大便日1次，便干。舌脉无明显变化，辨证同前。上方去刺蒺藜、桔梗，加当归、川芎各 10g，丹参 15g。7 剂，水煎服，每日 1 剂，早晚饭后温服。

三诊：2019 年 1 月 22 日。患者服上方 7 剂后，红斑颜色消退，仅留有淡褐色色素沉着，无瘙痒。食纳眠尚可，二便调。续服前方 1 周，以巩固疗效。嘱其调饮食，防劳累，随诊。

◆ **按语**

玫瑰糠疹是一种常见的红斑鳞屑性皮肤病，与祖国医学文献中记载的"风癣""顽癣""血疳"等类似。常因外感风热之邪，闭塞腠理，渐致热伤阴，血热化燥，外泛皮肤所致。

本案玫瑰糠疹患者，辨证为血热内蕴，外感风邪型。因患者素体血热偏盛，复感外邪，内外和邪，热毒蕴结，郁于皮肤，闭塞腠理而发病。热盛则脉络充盈，故见红斑；风邪燥血，肌肤失养，则起鳞屑；风邪侵袭肌腠，故发瘙痒。治以清热凉血、散风止痒，初期以疏风清热为主，后期以养血活血为主，方用凉血活血汤加减。在治疗前期重用白茅根、生地黄、牡丹皮以清热凉血，白鲜皮、苦参、地肤子除湿止痒，防风、刺蒺藜疏风止痒，金银花、连翘清热解毒。治疗后期酌加丹参、当归、川芎等药物增强活血养血之功。治疗本例患者取得显著疗效。

十七、皮肤瘙痒症

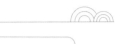

皮肤瘙痒症

李某，女，66岁，黑龙江哈尔滨人，2018年9月18日初诊。

主诉：后背部瘙痒1年。

现病史：患者于2017年秋季开始背部皮肤无明显诱因出现瘙痒，遇热及夜间加重。患者后背部皮肤干燥、脱屑，上有抓痕、血痂，部分皮肤呈淡褐色苔藓样变。平素易出汗，手足心热，口干苦，食眠尚可，大便干。舌红，苔薄白，脉细数。

诊断：皮肤瘙痒症（血虚风燥证）

治则：养血润肤，疏风止痒

处方：止痒合剂加减

防风10g	刺蒺藜20g	当归10g	川芎10g
制首乌10g	白鲜皮20g	苦参10g	黄芩10g
茵陈15g	牡丹皮15g	赤芍10g	地骨皮10g
薏苡仁20g	连翘10g	地肤子15g	

7剂，水煎服，每日1剂，分早晚饭后半小时温服。嘱其停用其他药物，同时忌食辛辣、生冷，忌食海鲜等荤腥动风之物，调情志，慎起居，注意休息（下同）。

二诊：2019年9月25日。患者服药1周后，皮肤瘙痒，手足心热及口干苦等症均有明显减轻。服药后胃部胀痛，食眠尚可，二便调，舌脉无明显变化，辨证同前。上方去黄柏、知母，加陈皮10g。14剂，水煎服，每日1剂，早晚饭后温服。

三诊：2019 年 10 月 9 日。患者服用上方 2 周后，瘙痒明显减轻，皮肤润泽已恢复。食眠尚可，二便调。上方加煅龙骨、煅牡蛎各 15g。14 剂，水煎服，每日 1 剂，早晚饭后温服。

◆按语

老年性皮肤瘙痒症是老年人常见的以瘙痒为主要临床表现的皮肤病，秋冬季易发，与祖国医学文献中记载的"血风疮"类似。本病发作常因年老体虚，肝肾不足，精血亏损，而致血虚生风化燥，肌肤失于濡养，久病及络，脉络瘀阻，则皮肤作痒，干燥少泽、粗糙，搔后起抓痕、血痂及脱落皮屑。舌红苔薄，脉细数，皆为血虚风燥表现。

本例老年皮肤瘙痒症患者，辨证为血虚风燥证。"风胜则燥，风动则痒"，其治疗上以养血润肤、疏风止痒为主。方用止痒合剂加减。方中防风、刺蒺藜祛风止痒，当归、川芎、牡丹皮、赤芍养血活血凉血，白鲜皮、苦参、地肤子清热利湿止痒。全方合用，滋阴养血、活血祛风，使阴血得补、肌肤有所濡润、风邪得除。补血活血同用，补而不滞，治疗本例患者取得显著疗效。

十八、乳腺增生

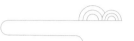

乳腺增生

邵某，女，61岁，2019年4月30日初诊。

主诉：双侧乳房肿胀、伴疼痛1年，加重1个月。

现病史：患者双侧乳房各有3～5个大小不等的结节样增生，活动度良好。抬臂屈伸、触摸或情志不畅时有疼痛感。患者于2018年4月因锻炼牵拉后自觉乳房疼痛，触之乳腺内有肿块。在当地医院就诊，经彩超检查示双侧乳房多发性结节，诊断为"乳腺增生"，口服乳癖消胶囊等中成药，病情有所缓解，遂停药。近1个月因与家人争吵后自觉乳房有胀痛感。患者平素怕冷，时有胸闷胁胀，心烦易怒，口干苦。食纳尚可，入睡困难、易醒，二便调。舌质紫暗，舌上有瘀斑，苔薄白，脉弦。

诊断：乳癖（气滞血瘀证）

治则：疏肝理气，活血散瘀止痛

处方：

当归15g	川芎15g	白芍20g	柴胡10g
郁金10g	香附10g	煅牡蛎20g	炒薏苡仁20g
延胡索20g	丹参20g	炒白术10g	茯苓10g
陈皮10g	鸡血藤20g	炙甘草10g	

14剂，水煎服，每日1剂，分早晚饭后半小时温服。嘱其停用其他药物，同时忌食辛辣、生冷，忌食海鲜等荤腥动风之物，调情志，慎起居，注意休息（下同）。

二诊：2019年5月14日。服用上方2周后，病情明显好转，患者自觉结节明显变小，个别结节已触摸不到，疼痛明显减轻，近日已可正常抬臂活动，已无心烦易怒等症状。现稍有口干、口苦，入睡困难、易醒，余正常。舌质紫，舌上有瘀斑，苔薄白，脉弦。治疗仍以疏肝理气、活血散瘀止痛为主，因睡眠无改善，故酌加养血安神药物。上方加黄芩10g，合欢皮10g，夜交藤15g。14剂，水煎服，每日1剂，早晚饭后温服。

三诊：2019年5月28日。因患者服药疗效较好，上方改制水丸治疗，并嘱患者节情志，防劳累，调饮食。随诊。

◆按语

乳腺增生是女性最常见的乳腺疾病，与祖国医学文献记载的"乳癖""乳核"等类似。本病常因情志不遂，久郁伤肝，或受到精神刺激，急躁恼怒，导致肝气郁结，气机阻滞而引起乳房疼痛；肝气郁久化热，热灼津液为痰，气滞、痰凝、血瘀，均可形成乳房肿块。更年期前后妇女常因肝肾不足，或冲任失调，致使气血瘀滞，或脾肾阳虚痰湿内结，经脉阻塞，而致乳房结块、疼痛，常伴月经不调。

本案乳腺增生辨证属气滞血瘀证，患者乳房疼痛与情志因素有关，情志不畅时疼痛加重，并时有胸闷胁胀、心烦易怒、口干苦等症状。肝主疏泄，性喜条达，其经脉布胁肋循少腹。若情志不遂，木失条达，则致肝气郁结，故见胁肋疼痛，胸闷，脘腹胀满；肝失疏泄，则情志抑郁易怒，善太息；脉弦为肝郁不舒之征。治宜疏肝理气、活血散瘀止痛之法，疗效显著。

十九、硬皮病

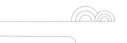

硬皮病

徐某，女，45 岁，黑龙江哈尔滨人，2018 年 8 月 20 日初诊。

主诉：双侧肘膝关节以下、面部硬肿 3 个月。

现病史：患者 3 月前无明显诱因出现颜面及双侧肘膝关节以下硬肿、手指末端凹陷性水肿，周身为边界不清的非凹陷性水肿。四肢末梢发凉，遇凉水后皮肤硬肿感加重，皮色苍白。曾在某西医医院诊断为"甲减性水肿"，口服 1 周左甲状腺素钠片后周身肿胀加重。平素怕冷、易怒、乏力、不易出汗。纳差，嗜睡，小便少，大便秘，口苦口干，已停经 6 个月。舌质淡紫，苔薄白，脉沉弦细。

诊断：硬皮病（脾肾阳虚证）

治则：温阳散寒，活血通络

处方：阳和汤加减

熟地黄 20g	鹿角胶 10g	生姜 10g	肉桂 10g
白芥子 10g	甘草 10g	当归 15g	川芎 15g
黄芪 20g	茯苓 15g	山药 15g	鬼箭羽 10g
浙贝母 15g	伸筋草 20g	僵蚕 10g	鸡血藤 20g
刘寄奴 10g	白芍 15g	大枣 10g	秦艽 10g

7 剂，每日 1 剂，水煎，分早晚饭后半小时温服。嘱其停用其他药物，同时忌食辛辣、生冷，忌食海鲜等荤腥动风之物，调情志，慎起居，注意休息（下同）。

二诊：2018 年 8 月 27 日。患者服药 1 周后，四肢硬肿感减轻，自述发汗后诸症状好转明显。走路略有力，纳差症状稍有缓解。皮肤仍不能沾水，遇水后硬肿感加重，余症同上。辨证同前。上方加白术 10g，7 剂，每日 1 剂，水煎，早晚饭后温服。

三诊：2018 年 9 月 3 日。患者服用上方 1 周后，自觉近日四肢肿胀感明显减轻，皮温渐升。四肢有力，皮肤变软，行走已无困难。现双手已不怕遇冷水，但仍畏寒、易怒、口苦、不易出汗。上方去白术，加炙麻黄 10g。14 剂，每日 1 剂，水煎，早晚饭后温服。

四诊：2018 年 9 月 17 日。患者自述病情持续好转，下肢皮肤较上肢皮肤好转快。仍旧畏寒、纳差、大便干。上方生姜 10g 改为干姜 10g，14 剂，每日 1 剂，水煎，早晚饭后温服。

五诊：2018 年 10 月 1 日。现患者仅上肢前臂局部有硬感。稍有怕冷、便秘、余症好转。上方加透骨草 15g，制首乌 10g。14 剂，每日 1 剂，水煎，早晚饭后温服。

3 个月后随访患者诸症状皆好转，硬肿感消失，未有反复。患者面色红润、神清气畅。

◆ **按语**

硬皮病属中医学"皮痹""皮萎""肌痹"等范畴。王学军教授认为硬皮病临床病例多以阳虚为本，寒凝血瘀为标。治疗多以温阳散寒、活血通络为基本大法。本案患者发病机制是肺脾肾阳气亏虚，卫气不固，腠理疏松，复感外邪，风寒湿邪伤于血分致营卫失和、经络失养、脏腑失调，气血凝滞而发病，治以温补脾肾、活血通痹，方用阳和汤加减。

原方由熟地黄、白芥子、肉桂、炮姜炭、鹿角胶、麻黄、生甘草组成。具有温阳补血、散寒通滞的功效。本病为临床难治病，阴寒之象甚重，寒邪凝聚于局部，不仅痹阻气血，而且痹阻阳气，阳虚则经络痹阻更甚，需重用辛热之品壮肾阳，大补命门之火方能取效。本案方中重用熟地黄，滋阴补血、益精填髓；配伍血肉有情之品鹿角胶，补肾助阳、养血填髓；肉桂温通血脉、入营分；黄芪、白术、山药补脾益肺、补气升阳；白芥子、浙贝母化痰开郁散结；鸡血藤、川芎、秦艽、透骨草、伸筋草、僵蚕、鬼箭羽补血行血、通经络止痹痛；当归、白芍、刘寄奴养血祛瘀通经；茯苓健脾利水散肿；麻黄与方中温药相配伍，宣通毛窍、开腠理、散寒凝；生姜既可温肺散寒，又可与大枣配伍升腾脾胃生发之气、调和营卫；甘草解毒、调和诸药。全方合用，养血补虚、温阳散寒、祛痰通滞，使阳虚得补、营血得充、寒凝痰滞得除。补中有散，温阳散寒而不伤正，补益精血而不恋邪。

王学军教授以阳和汤加味治疗本例系统性硬皮病取得了显著疗效。其辨证论治和理论认识为临床治疗此类系统性硬皮病提供了一种新的思路，值得进一步探讨和研究。

二十、神经性皮炎

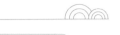

神经性皮炎

白某，女，36岁，黑龙江哈尔滨人，2019年6月24日初诊。

主诉：左颈部、腋下及右手臂处起皮疹干裂伴瘙痒，脱屑半年。

现病史：患者左颈部、腋下及右手臂处起皮疹，干裂瘙痒、脱屑。曾自行外用药膏（具体药名及成分不详），疗效不佳。平素手足心热，饮食可，睡眠欠佳，二便调，平素压力大。舌淡紫，苔薄白，脉弦滑稍数。

诊断：神经性皮炎（血虚风燥证）

治则：祛湿止痒，养血润肤

处方：

土茯苓 20g	白鲜皮 20g	苦参 10g	防风 10g
刺蒺藜 20g	当归 10g	川芎 10g	牡丹皮 15g
赤芍 15g	栀子 10g	金银花 15g	连翘 10g
蒲公英 15g	地肤子 20g	丹参 20g	鸡血藤 20g
郁金 10g	枳壳 10g	陈皮 10g	薏苡仁 20g

7剂，水煎服，每日1剂，分早晚饭后半小时温服。嘱患者外用蜈黛软膏，每日2～3次。嘱其停用其他药物，同时忌食辛辣、生冷，忌食海鲜等荤腥动风之物，调情志，慎起居，注意休息（下同）。

二诊：2019年7月1日。患者服用上方7剂后，自述皮疹明显消退，瘙痒有所减轻，无新发皮疹，余症同前，舌脉无明显变化。继续服用上方，7剂，水煎服，每日1剂，分早晚饭后半小时温服。随诊。

◆**按语**

神经性皮炎，又称慢性单纯性苔藓，是一种常见的以阵发性剧痒和皮肤苔藓样变为特征的慢性炎症性皮肤病。与中医所说的牛皮癣类似。本病病因为初感风湿热邪蕴阻肌肤，日久邪气化火，血虚风燥。

本案泛发性神经性皮炎辨证为湿热内蕴、血虚风燥。治当祛湿止痒，养血润肤。方中重用土茯苓、白鲜皮、地肤子，以清热利湿止痒；患者皮损处干裂，故需活血润肤，方中丹参、鸡血藤、当归活血通络，使气血通畅，皮损得以濡养；又用防风、刺蒺藜祛风止痒，金银花、连翘、蒲公英清热解毒，牡丹皮、赤芍、川芎活血凉血，薏苡仁、陈皮健脾除湿，郁金、枳壳调畅气机、解郁安神。

泛发性神经性皮炎是一种皮肤神经功能障碍性疾病，诱发因素过多，致病情反复。因此生活中应避免皮肤受到各种机械性、物理性刺激与摩擦，禁用手搔抓及热水烫洗；沐浴时少用肥皂；日常注意饮食，避免情绪刺激。

二十一、过敏性皮炎

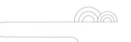

过敏性皮炎（湿热内蕴证）

柳某，女，34 岁，黑龙江哈尔滨人，2019 年 6 月 18 日初诊。

主诉：眼周红肿、瘙痒伴脱屑 2 个月。

现病史：患者眼周红肿瘙痒脱屑，自述食辛辣及遇阳光后反复发作。曾就诊于黑龙江省医院，诊断为"皮炎"，口服硫酸羟氯喹片、盐酸奥洛他定片，效果不明显。患者饮食可，睡眠欠佳，手足心热，大便稀，小便黄。舌质淡，舌尖红，苔白，脉弦细稍数。

诊断：过敏性皮炎（湿热内蕴证）

治则：清热凉血，除湿止痒

处方：

牡丹皮 15g	赤芍 10g	栀子 10g	黄芩 10g
茵陈 15g	柴胡 10g	郁金 10g	枳壳 10g
陈皮 10g	金银花 15g	连翘 10g	生石膏 15g
知母 10g	地肤子 15g	泽泻 15g	车前子 10g
菊花 15g	白鲜皮 15g	苦参 15g	桔梗 10g

7 剂，水煎服，每日 1 剂，分早晚饭后半小时温服。嘱其停用其他药物，同时忌食辛辣、生冷，忌食海鲜等荤腥动风之物，调情志，慎起居，注意休息（下同）。

二诊：2019 年 6 月 25 日。患者自述服药后症状明显好转，红肿及瘙痒减轻，但食辛辣后易复发，余症同前。继续服用上方，去桔梗、苦参，加丹参 15g，徐长卿 10g，以活血祛瘀，祛风止痒。7 剂，水煎服，每日 1 剂，分早晚饭后半小时温服。

三诊：2019年8月16日。患者述停药一个半月，其间未复发。因昨日外出未防护病情复发，遇阳光照射后，眼周及颈部出现红色片状皮疹，伴瘙痒，搔抓后皮疹面积扩大。遇阳光及食辛辣刺激后易复发。平素烦躁，乏力疲倦。饮食可，睡眠欠佳，大便黏，余症同前。处方：

银柴胡 10g	五味子 10g	牡丹皮 20g	赤芍 15g
白茅根 15g	生地黄 15g	黄芩 10g	白鲜皮 20g
苦参 10g	茵陈 15g	栀子 10g	生石膏 15g
知母 10g	地肤子 20g	金银花 15g	连翘 10g
徐长卿 10g	地骨皮 15g	防风 10g	荆芥 10g

7剂，水煎服，每日1剂，分早晚饭后半小时温服。

四诊：2019年8月23日。患者服上方7剂后，症状明显好转，自述原有皮疹已完全消退，发作频率减少。近日遇阳光照射后仅有颈部出现少量皮疹，无瘙痒。平素易乏力疲倦，大便每日2～3次，质稀，余症同前。继续服用上方，白鲜皮20g减量为10g，苦参15g减量为10g。7剂，水煎服，每日1剂，分早晚饭后半小时温服。嘱患者调情志，节饮食，忌食辛辣，避日光直晒。随诊。

◆ **按语**

外界环境中很多物理因素（如光线、压力、摩擦、温度等）可直接或间接引起皮肤损害，这类皮肤病变称为物理性皮肤病。中医认为本病多因禀赋不耐，腠理不密，不能耐受日光暴晒，阳毒外侵，甚或热毒蕴于皮肤，与湿抟结而成。

本案过敏性皮炎辨证为湿热内蕴证，因内有湿热，外感风邪，风湿热邪相搏而发病，治以清热凉血，祛风除湿止痒。方中牡丹皮、赤芍、白茅根、生地黄清热凉血，生石膏、知母清热生津，金银花、连翘疏风清热，白鲜皮、地肤子祛湿止痒。此外本例患者易因外界刺激而病情复发，故后来采用原方合脱敏煎加减来治疗。脱敏煎中银柴胡味甘性凉，可清热凉血；五味子味酸性温，可敛肺生津；防风味辛甘性温，可祛风胜湿。全方中各药物配伍，有收有散，收者顾其本，散者祛其邪，故收到良效。

本病多因个体而异，患者日常应经常参加户外锻炼，以提高皮肤对日光的耐受性；避免接触光敏性物质；已发病者，局部禁用热敷，避免搔抓。

过敏性皮炎（热入营血证）

林某，女，35岁，黑龙江哈尔滨人，2021年12月14日通过视频就诊。

主诉：双下肢泛发性红色斑疹，伴瘙痒10余天。

现病史：自述10余天前产后受风而发病，曾自行外用"世外神医抑菌乳膏"、炉甘石洗剂等药，效不显，斑疹面积逐渐增大，故来诊。视频初诊见：双下肢泛发红斑，局部可见粟粒大小红色丘疹。瘙痒剧烈，遇热、夜间及搔抓后症状加重。患者处于哺乳期，食眠尚可，口干，怕热。大便每日1次，偏黏，小便调。舌质淡紫，舌边尖红，苔薄白稍腻。

诊断：过敏性皮炎（热入营血证）

治则：清热利湿，祛风止痒，凉血解毒

处方：清瘟败毒饮加减

牡丹皮15g	赤芍15g	白茅根15g	生地黄15g
生石膏20	知母10g	金银花10g	连翘10g
防风10g	荆芥10g	黄芩10g	茵陈15g
栀子10g	土茯苓15g	白鲜皮15g	苦参10g
地肤子20g	徐长卿10g	丹参15g	炒薏苡仁15g
泽泻15g	车前子10g		

7剂，水煎服，每日1剂，早晚饭后半小时温服，每次120mL。嘱患者停用其他药物，同时忌食辛辣、生冷，忌食海鲜等荤腥动风之物，调情志，慎起居，注意休息（下同）。

二诊：2021年12月21日。患者通过视频就诊，述服药后症状有所改善，双下肢丘疹消退，红斑颜色变淡，瘙痒减轻，遇热及汗出后症状加重。仍有口干，食眠可，大便黏改善，每日1次，小便正常。上方牡丹皮、白茅根改为20g，续开7剂，水煎服，每日1剂，早晚饭后半小时温服，每次120mL。

三诊：2021年12月28日。患者通过视频就诊述服药后症状明显好转，双下肢红斑大部分消退，颜色减淡，瘙痒不明显，无口干，余无不适。守前方，7剂，水煎服，每日1剂，早晚饭后半小时温服，每次120mL，继续巩固治疗。随诊。

◆**按语**

过敏性皮炎指过敏原通过皮肤或黏膜接触、吸入、注射及食入等途径进入机体，因刺激或变态反应而发生的一类皮肤炎症性损害。过敏原不同可表现出不同的临床症状，如红斑、丘疹、水疱、肿胀、灼热、瘙痒等，可局限也可泛发全身。

本病与祖国医学文献中记载的中医"风毒肿""漆疮""粉花疮"等类似。病因多为禀赋不耐，皮毛腠理不密，感受不耐之邪（多为风、湿、热毒邪），或食入禁忌，蕴热成毒，诸邪与气血搏于肌肤而发病。

本案患者素体禀赋不耐，产后体虚，皮毛腠理不密，感受风湿热毒之邪，毒入营血，凝聚于肌肤而发病。治宜清热利湿，祛风止痒，凉血解毒。方选清瘟败毒饮加减。清瘟败毒饮出自《疫疹一得》，功用清热解毒、凉血泻火，善治一切火热之证。加防风、荆芥、白鲜皮、苦参、地肤子、徐长卿等祛风止痒，土茯苓、泽泻、车前子利湿解毒，丹参凉血活血。另酌加炒薏苡仁顾护脾胃之品，以防凉过之弊。清瘟败毒饮方中有黄连，恐其过凉，故去掉。诸药合用，风湿热毒得解，斑疹乃消，取得满意效果。

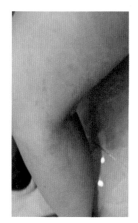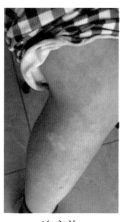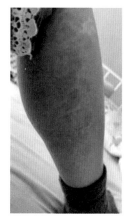

治疗前

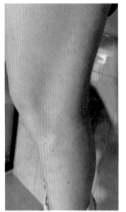 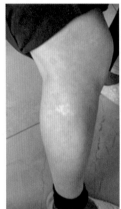 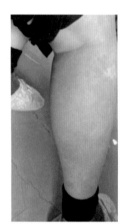

服药 1 周

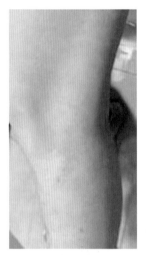 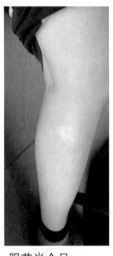 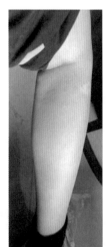

服药半个月

二十二、红斑肢痛病

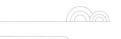

红斑肢痛病（湿热下注证1）

杨某，男，48岁，黑龙江哈尔滨人，2019年7月8日初诊。

主诉：双侧足踝红肿伴疼痛3年，加重3天。

现病史：患者自述3年前因工作原因长期站立，双小腿脚踝处有红血丝，偶有红肿疼痛，未行系统治疗。3天前症状加重，故来诊。现症见：双侧足踝部红肿，皮肤色红，自觉皮肤触之疼痛，灼热，口干口苦，心烦易怒，饮食可，入睡困难，汗多，二便调。舌淡紫，舌边尖红，苔黄稍腻，脉弦滑稍数。

诊断：红斑肢痛症（湿热下注证）

治则：清热解毒，活血止痛

处方：

金银花 20g	连翘 15g	蒲公英 20g	牡丹皮 20g
紫花地丁 20g	赤芍 15g	黄柏 10g	鬼箭羽 10g
乳香 10g	没药 10g	丹参 20g	鸡血藤 20g
当归 10g	川芎 10g	泽泻 15g	车前子 10g
牛膝 15g	薏苡仁 20g	栀子 10g	

5剂，水煎服，每日1剂，分早晚饭后半小时温服。嘱其停用其他药物，同时忌食辛辣、生冷，忌食海鲜等荤腥动风之物，调情志，慎起居，注意休息（下同）。

二诊：2019年7月13日。患者服药后症状明显好转，双侧踝部肿胀及疼痛明显减轻，颜色变淡，口苦症状好转，余症同前。继续服用上方，加苍术 10g，以燥湿健脾。7 剂，水煎服，每日 1 剂，分早晚饭后半小时温服。嘱患者调情志，节饮食，减少站立。随诊。

◆**按语**

红斑肢痛病是以肢体远端阵发性血管扩张、皮温增高、皮肤发红和剧烈烧灼样疼痛为主要特征的自主神经系统疾病。本病可分为原发性红热痛和继发性红热痛。本病属中医之"热痹"范畴，临床多用活血、清热、解毒、凉血为法治疗。中医认为本病多因感受风热之邪，与湿相并而致病；或风寒湿痹日久不愈，郁而化热而发病。

本案红斑肢痛病，因脾运失职，湿热内生，蕴久而为毒热，湿毒下注而致下肢红肿、灼热。在治疗时重用金银花、蒲公英、紫花地丁以清热解毒，加以乳香、没药、鬼箭羽活血化瘀、通络止痛。但需注意在病程前期治疗时以清热解毒为主，化瘀通络为辅；毒解后，则以化瘀通络为主，清热解毒为辅。了解疾病发展规律，辨证论治，才可取得满意的效果。

本病正气不足为发病的内在因素，而感受风寒湿为其外因。因此在治疗本病过程中还应根据正气亏损的不同情况采用益气养血、补养肝肾的方法，扶正祛邪、标本兼顾。

红斑肢痛病（湿热下注证 2）

林某，男，55 岁，黑龙江齐齐哈尔人，2020 年 2 月 20 日通过网络视频就诊。

主诉：左小腿红肿疼痛 5 天。

现病史：患者自述 5 天前无明显诱因出现左小腿肿胀，小腿伸侧皮肤有发热，色紫红，伴疼痛，站立活动后加重，有压痛，食纳可，眠尚佳，时有口苦，二便可。舌质淡红，苔薄白，脉数。

诊断：红斑肢痛病（湿热下注证）

治则：清热解毒，活血止痛

处方：

| 金银花 15g | 连翘 15g | 蒲公英 20g | 紫花地丁 20g |

木瓜 10g	牡丹皮 20g	赤芍 15g	栀子 10g
丹参 15g	鸡血藤 20g	牛膝 15g	黄柏 10g
乳香 6g	没药 6g	泽泻 15g	车前子 10g
炒薏苡仁 20g	陈皮 10g		

5 剂，水煎服，每日 1 剂，早晚饭后温服。嘱其忌辛辣刺激、海鲜、羊肉狗肉等食物（下同）。

二诊：2020 年 2 月 25 日。服用上方 5 日后，小腿肿胀消退，皮肤颜色变浅，疼痛明显减轻，可站立短时间行走，小腿局部仍有按压疼痛敏感。二便调，舌苔无明显变化，辨证同前。嘱其继续服用原方 5 剂，水煎服，每日 1 剂，早晚饭后温服。

三诊：2020 年 3 月 1 日。腿部肿胀明显消退，皮肤颜色明显变浅，疼痛和腿部压痛明显缓解，行走时仍有痛感，食眠尚可，二便调，舌脉无明显变化。辨证治法同前，酌加行气消瘀药，继续服用 1 周，以巩固疗效。上方加枳壳 10g，7 剂，水煎服，每日 1 剂，早晚饭后温服。同时注意休息，调节饮食，畅情志。随诊。

◆ **按语**

红斑肢痛病是一种少见的血管性皮肤病，可为原发性，也可继发于其他疾病，本病属中医之"热痹"范畴。本病病机为脾运失职，湿热内生，蕴久生毒，湿毒热邪下注，阻隔经络，气血凝滞，不能通达四末，致使手足气血失和而发病。治以清热解毒，活血止痛。

方中重用金银花、连翘、蒲公英、紫花地丁以清热解毒，乳香、没药活血止痛，丹参、牡丹皮、赤芍、栀子、黄柏凉血活血，木瓜、鸡血藤通经活络，泽泻、车前子利水渗湿，牛膝引药下行，加炒薏苡仁、陈皮理气燥湿和中。共奏清热解毒、活血止痛之效，经 2 周治疗，取得良好疗效。

红斑肢痛病在病程前期治疗时以清热解毒为主，化瘀通络为辅；毒解后，则以化瘀通络为主，清热解毒为辅。了解疾病发展规律，辨证论治，才可取得满意的效果。

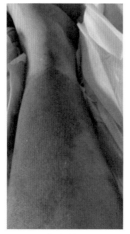
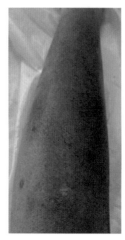
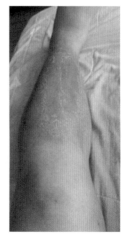

治疗前   服药5天   服药2周

二十三、痈

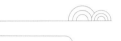

痈

张某，男，45 岁，黑龙江哈尔滨人，2022 年 4 月 11 日初诊。

主诉：右肘后侧起一红色肿块，上有脓头，伴疼痛 10 天。

现病史：患者自述 10 天前右肘后侧无明显原因起一小红疹，伴轻微痒痛，未予重视，后症状逐渐加重。现右肘后侧肿块如鸡蛋大小，红肿灼热，中央有粒样脓头，伴疼痛，触之尤甚，偶有瘙痒。该患体态胖，平素口干口苦，易怒，饮食正常，常熬夜，眠差，二便调。舌质淡紫，舌边尖红，苔薄白稍腻，脉弦滑稍数。

诊断：痈（湿热毒蕴证）

治则：清热解毒，活血化瘀，利湿消肿

处方：消痈汤加减

土茯苓 15g	黄芩 10g	茵陈 15g	白鲜皮 15g
苦参 10g	当归 15g	川芎 15g	牡丹皮 20g
赤芍 15g	金银花 15g	连翘 15g	蒲公英 20g
天花粉 10g	浙贝母 10g	乳香 10g	没药 10g
炒薏苡仁 15g	陈皮 10g	白芷 10g	丹参 15g
泽泻 15g	车前子 10g		

7 剂，水煎服，每日 1 剂，分早晚饭后半小时温服。嘱其注意患处清洁，忌食辛辣、煎炸油腻、生冷、鱼蟹等物，慎起居，调情志，注意休息（下同）。

二诊：2022 年 4 月 18 日。患者服药后症状好转，右肘后侧肿块颜色变淡，中央破溃有脓液溢出，疼痛减轻，瘙痒缓解，皮温恢复正常。仍有口干口苦，口有异味，食可，眠差，小便黄，大便偏稀。舌淡紫，舌边尖稍红，苔薄白。上方去白鲜皮，加皂角刺 6g，天花粉、浙贝母改为 6g。7 剂，水煎服，每日 1 剂，早晚饭后半小时温服。皮肤破溃处外用碘伏。

三诊：2022 年 4 月 25 日。患者通过视频就诊，自述服药后症状明显改善，右肘后侧肿块体积明显缩小，颜色持续减退，破溃处挤压时有少量脓液流出，仅按压时有疼痛。口干口苦改善，食正常，易怒改善，睡眠改善，小便黄，大便每日 2～3 次，质正常。舌质淡紫，舌尖红，苔薄白。守前方，7 剂，水煎服，每日 1 剂，分早晚饭后半小时温服。嘱患者每日消毒患处，保持清洁。

四诊：2022 年 5 月 2 日。患者述服药后症状持续好转，右肘后侧肿块持续缩小，破溃处已结痂，颜色恢复正常，按之稍硬伴轻度疼痛。无口干口苦，食眠正常，二便正常。舌质淡紫，舌尖稍红，苔薄白，脉弦滑。上方去苦参、乳香、没药，加桃仁 10g。7 剂，水煎服，每日 1 剂，分早晚饭后半小时温服，继续巩固治疗。随诊。

◆ 按语

"痈"是一种由多个相邻的毛囊和皮脂腺形成的急性化脓性感染疾病，也称为"蜂窝组织炎"。祖国医学记载："痈者，壅也塞也。壅塞之甚，故形大而浮也。"该病多因过食膏粱厚味，湿热火毒内生等原因，致使热毒壅阻经络，气血凝滞，壅塞不通而发为痈。本案为该病初期，以局部红肿，灼热，表面有粒样脓头，触之较痛为主要症状。治则为清热解毒，活血化瘀，利湿消肿。方用消痈汤加减。方中黄芩、金银花、连翘、蒲公英清热解毒，当归、川芎、牡丹皮、赤芍、丹参活血化瘀、疏通气血经络，浙贝母、天花粉、白芷清热散结透脓，乳香、没药活血散瘀止痛，炒薏苡仁、陈皮理气散结消肿，白鲜皮、苦参燥湿止痒，土茯苓、茵陈、泽泻、车前子利湿解毒。全方共奏清热解毒、活血化瘀、利湿消肿之功效，取得显著疗效。

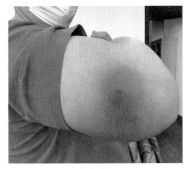

治疗前

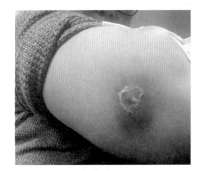

治疗中

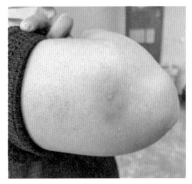

治疗后

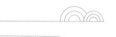

二十四、剥脱性皮炎（红皮症）

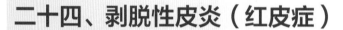

剥脱性皮炎（红皮症 1）

李某，男，65 岁，黑龙江省哈尔滨市人，2022 年 5 月 7 日初诊。

主诉：全身泛发红色斑疹表面有脱屑，伴瘙痒 1 个月。

现病史：患者自诉 1 个月前饮用自制药酒（具体成分不详）后，突然发病，自行口服氯苯那敏，效果不明显，症状逐渐加重。现躯干、双上肢皮肤泛发斑疹，色鲜红，上覆大量片状鳞屑，自觉发热并伴剧烈瘙痒。近期饮食正常，睡眠尚可，小便正常，大便略黏。舌尖红，苔黄腻，脉弦滑稍数。

诊断：剥脱性皮炎（红皮症）

治则：清热解毒，凉血护阴，祛湿止痒。

处方：解毒清营汤加减

牡丹皮 20g	赤芍 15g	白茅根 20g	生地黄 15g
黄芩 6g	茵陈 15g	防风 10g	荆芥 10g
白鲜皮 15g	苦参 10g	金银花 15g	连翘 15g
生石膏 20g	知母 10g	地肤子 20g	徐长卿 10g
丹参 15g	土茯苓 20g	炒薏苡仁 15g	泽泻 15g
车前子 10g	栀子 10g		

7 剂，水煎服，每日 1 剂，分早晚饭后半小时温服。嘱患者忌食辛辣、生冷，忌食海鲜等荤腥动风之物，调情志，慎起居（下同）。

因患者病情较重，同时配合静点维生素 C 注射液、葡萄糖酸钙注射液（下同）。

二诊：2022 年 5 月 14 日。患者服药后自觉瘙痒减轻，仍有少量脱屑，斑疹色红明显缓解。饮食睡眠正常，二便正常。舌质淡紫，舌尖偏红，脉弦滑稍数。上方白茅根减为 15g，余同前。7 剂，水煎服，每日 1 剂，分早晚饭后半小时温服。

三诊：2022 年 5 月 21 日。患者述服药后自觉瘙痒已无，脱屑消失，斑疹色红继续缓解。饮食睡眠正常，二便正常。舌质淡紫，舌尖偏红，脉弦滑。处方：

牡丹皮 20g	赤芍 15g	白茅根 20g	生地 15g
玄参 15g	黄芩 6g	茵陈 15g	白鲜皮 15g
苦参 10g	防风 10g	刺蒺藜 15g	荆芥 10g
金银花 15g	连翘 15g	茜草 10g	地肤子 20g
徐长卿 10g	丹参 15g	土茯苓 15g	泽泻 15g
车前子 10g	炒薏苡仁 15g		

7 剂，水煎服，每日 1 剂，分早晚饭后半小时温服，继续巩固治疗。随诊。

◆ **按语**

剥脱性皮炎是一种全身或大部分皮肤潮红、脱屑、瘙痒的皮肤病，又称红皮症，临床分为原发性和继发性两种。多因心火炽盛，外感毒邪，毒热入营，气血两燔，烧灼津液，肌肤失养而致。本案属继发性剥脱性皮炎。该患平素心火亢盛，又饮药酒，导致毒热入营，气血两燔。治宜清热解毒，凉血护阴，祛湿止痒。方用解毒清营汤加减。方中牡丹皮、赤芍、白茅根、生地黄、茜草清营凉血，金银花、连翘清热解毒，黄芩、茵陈、生石膏、知母清泻肺胃之火，丹参活血祛瘀，土茯苓、泽泻、车前子祛湿解毒，防风、荆芥、白鲜皮、苦参、地肤子祛风燥湿止痒。此病需长期服药治疗，故加炒薏苡仁以健脾护胃。解毒清营汤为赵炳南老先生临床经验方，主要治疗气营两燔、毒热偏盛证。此案组方驱邪不伤正，标本兼治，共奏清营解毒、凉血护阴、祛湿止痒之效，取得满意效果。

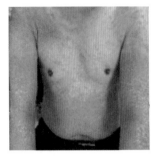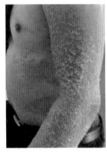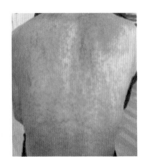

治疗前

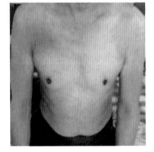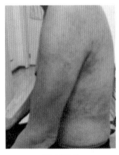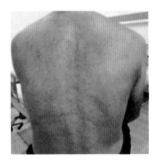

治疗后

剥脱性皮炎（红皮症 2）

杨某，男，40 岁，黑龙江省哈尔滨市人，2022 年 6 月 21 日初诊。

主诉：全身泛发红色斑疹伴瘙痒 1 个月。

现病史：患者自述 1 个月前因饮酒、食用海参后发病，自行使用外用药（具体不详）后症状逐渐加重，故来求诊。现症见：后背、腹部、双上肢皮肤泛发性斑疹，色鲜红，上覆大量片状鳞屑，皮肤灼热，瘙痒剧烈，遇热及夜间加重。患者饮食正常，睡眠较差（瘙痒导致），晨起口苦，小便正常，大便干，数日 1 行。舌质淡紫，舌边尖红，苔黄腻，脉弦滑数。

诊断：剥脱性皮炎

治则：清热解毒，凉血护阴，祛湿止痒

处方：清瘟败毒饮加减

| 牡丹皮 20g | 赤芍 15g | 白茅根 20g | 生地黄 15g |
| 黄芩 10g | 茵陈 10g | 栀子 10g | 生石膏 20g |

知母 15g	金银花 15g	连翘 15g	防风 10g
荆芥 10g	白鲜皮 20g	苦参 10g	地肤子 20g
徐长卿 10g	丹参 15g	土茯苓 15g	炒薏苡仁 15g
泽泻 15g	车前子 10g		

7 剂，水煎服，每日 1 剂，分早晚饭后半小时温服。嘱患者忌食辛辣、生冷、忌食海鲜等荤腥动风之物，停止使用外用药，调情志，慎起居（下同）。

二诊：2022 年 6 月 28 日。患者服药后斑疹有所消退，脱屑减轻，皮肤灼热程度减轻，口苦情况好转，大便干症状缓解，2 日 1 次。舌质淡紫，舌尖稍红，苔薄白稍腻，脉弦滑稍数。上方白茅根减为 15g，7 剂，水煎服，每日 1 剂，分早晚饭后半小时温服。

三诊：2022 年 7 月 5 日。患者自述服药后瘙痒明显减轻，斑疹颜色变淡，睡眠尚可，二便正常。舌脉同前。上方黄芩改为 6g，地肤子改为 15g。7 剂，水煎服，每日 1 剂，分早晚饭后半小时温服。

四诊：2022 年 7 月 12 日。患者述服药后症状明显好转，周身斑疹基本消退，仅留色素沉着，瘙痒基本缓解，睡眠较前明显改善，二便正常。舌质淡紫，舌尖稍红，苔薄白，脉弦滑稍数。上方去栀子，续开 14 剂，水煎服，每日 1 剂，分早晚饭后半小时温服，继续巩固治疗。随诊。

◆ **按语**

剥脱性皮炎是一种全身或大部分皮肤潮红、脱屑、瘙痒的皮肤病，又称红皮症。祖国医学认为本病与"中药毒""蛇风"等病相类似，多因机体禀赋不足，心火炽盛，外感毒邪，毒热入营，气血两燔，烧灼津液，肌肤失养而致。

本案患者经常熬夜，精神压力较大，加之平素喜饮酒，好食海参等荤腥动风之物以致心火亢盛，湿热内蕴；又使用不当的外用药，导致邪毒内侵，湿热毒邪蕴蒸，毒热入于营血，气血两燔，而发于皮肤。治宜清热解毒，凉血护阴，祛湿止痒。方用清瘟败毒饮加减。清瘟败毒饮出自《疫疹一得》，功能清热解毒，凉血泻火，是治疗热毒充斥、气血两燔的代表方。方中牡丹皮、赤芍、白茅根、生地黄清热凉血散瘀，金银花、连翘清热解毒，黄芩、茵陈、生石膏、知母清泻肺胃之火，丹参加强活血祛瘀之力，土茯苓、泽泻、车前子祛湿解毒，防风、荆芥、白鲜皮、苦参、地肤子祛风燥湿止痒。本方性苦味寒，加炒薏苡仁以健脾护胃。此案组方驱邪不伤正，标本兼治，共奏清热解毒、凉血护阴、祛湿止痒之效，取得满意效果。

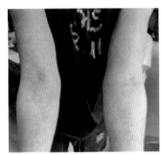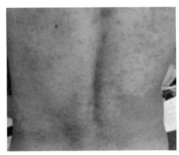

治疗前

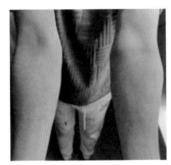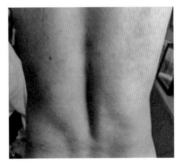

治疗后

剥脱性皮炎（红皮症3）

孙某，男，58岁，黑龙江省哈尔滨市人，2022年9月5日初诊。

主诉：全身泛发红色斑疹，伴脱屑、瘙痒3年。

现病史：患者自述3年前头皮无明显原因出现红色斑疹，脱屑，伴瘙痒，自行外涂多种激素类药膏，效果不佳，斑疹蔓延至全身，症状逐渐加重。28天前曾在当地医院点滴复方甘草酸苷、维生素C、胸腺肽等，症状未见好转，故来就诊。现症见：患者头面部、躯干、四肢皮肤弥漫性潮红，上覆大量片状鳞屑，自觉皮肤灼热，伴剧烈瘙痒。近期饮食正常，睡眠差（因瘙痒所致），小便黄，大便正常。舌质淡紫，舌尖红，苔黄腻，脉弦滑稍数。

诊断：剥脱性皮炎

治则：清热解毒，凉血护阴，祛湿止痒

处方：解毒清营汤加减

牡丹皮 20g	赤芍 15g	白茅根 20g	生地黄 15g
玄参 15g	黄芩 10g	茵陈 10g	白鲜皮 20g
苦参 10g	金银花 15g	连翘 15g	茜草 10g
生石膏 20g	知母 10g	地肤子 20g	徐长卿 10g
丹参 15g	莪术 10g	土茯苓 15g	炒薏苡仁 15g
泽泻 15g	车前子 10g		

5 剂，水煎服，每日 1 剂，分早晚饭后半小时温服。嘱患者忌食辛辣、生冷，忌食海鲜等荤腥动风之物，调情志，慎起居（下同）。

因患者病情较重，同时配合静点甲泼尼龙琥珀酸注射液、硫酸异帕米星注射液、维生素 C 注射液、葡萄糖酸钙注射液。

二诊：2022 年 9 月 10 日。患者述服药后症状明显改善，斑疹颜色变淡，脱屑减少，瘙痒明显减轻，皮肤灼热感消失。饮食正常，睡眠改善，二便正常。舌质淡紫，舌尖偏红，苔白腻，脉弦滑稍数。上方去白茅根、玄参、茜草、生石膏、知母、莪术，加防风 10g，刺蒺藜 15g，荆芥 10g，当归 10g，川芎 10g，栀子 10g。7 剂，水煎服，每日 1 剂，分早晚饭后半小时温服。甲泼尼龙琥珀酸逐步减量使用，余同前。

三诊：2022 年 9 月 17 日。患者述服药后瘙痒缓解，斑疹颜色转暗，局部有色素沉着，脱屑消失。饮食睡眠正常，二便正常。舌质淡紫，舌尖偏红，苔薄白，脉弦滑。守前方，7 剂，水煎服，每日 1 剂，分早晚饭后半小时温服。停用甲泼尼龙琥珀酸、硫酸异帕米星注射液，余同前。

四诊：2022 年 9 月 24 日。患者自述服中药后症状持续好转，停用激素 1 周后，面部皮肤色稍红，时有瘙痒，饮食睡眠正常，二便正常。舌质淡紫，舌尖偏红，苔薄白，脉弦滑。上方白鲜皮改为 15g，7 剂，水煎服，每日 1 剂，分早晚饭后半小时温服，继续巩固治疗。随诊。

◆ **按语**

剥脱性皮炎是一种全身或大部分皮肤潮红、脱屑、瘙痒的炎症性皮肤病，又称红皮症，临床分为原发性和继发性两种。

中医认为本病多因心火炽盛，外感毒邪，毒热入营，气血两燔，烧灼津液，肌肤失养而致。

本案平素心火亢盛，又多次不当地使用外用药，感受毒邪，导致毒热入营，气血两燔。治宜清热解毒，凉血护阴，祛湿止痒。方用解毒清营汤加减。解毒清营汤为赵炳南老先生临床经验方，主要治疗气营两燔、毒热偏盛证。再加黄芩、茵陈、生石膏、知母清泻肺胃之火，丹参、莪术活血祛瘀，土茯苓、泽泻、车前子祛湿解毒，白鲜皮、苦参、地肤子、徐长卿祛风燥湿止痒。另酌加炒薏苡仁健脾护胃，以防凉遏之弊。此案组方驱邪不伤正，标本兼治，共奏清营解毒、凉血护阴、祛湿止痒之效，取得满意效果。

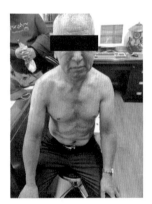 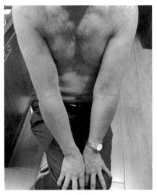 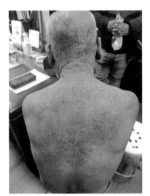

治疗前

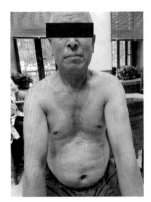 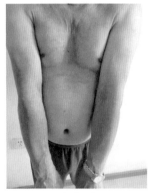 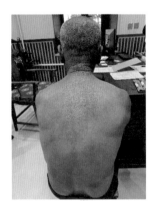

治疗后

二十五、慢性红斑样角化病

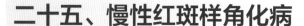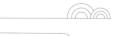

慢性红斑样角化病

李某，女，6岁，黑龙江省哈尔滨市人，2022年3月16日初诊。

主诉：颜面红斑，干燥伴瘙痒半年余。

现病史：该患患病半年余，发病原因不明，未进行系统治疗。初诊见颜面部泛发性红斑，融合成片，伴进行性色沉，时有瘙痒。患儿平素怕热，多汗，小便黄，大便干，3日1行，如羊屎状。舌质淡紫，舌尖红，苔薄白。

诊断：慢性红斑样角化病

治则：清热凉血活血，祛风止痒

处方：犀角地黄汤合银翘散加减

牡丹皮15g	赤芍15g	白茅根15g	生地黄15g
防风10g	荆芥10g	黄芩5g	茵陈10g
白鲜皮15g	苦参10g	金银花10g	连翘10g
茜草10g	地肤子15g	徐长卿10g	丹参10g
栀子10g	土茯苓15g	炒薏苡仁15g	泽泻10g

7剂，水煎服，每日半剂，半量服用，早晚饭后半小时温服。嘱停用其他药物，忌食辛辣、生冷，忌食海鲜等荤腥动风之物，调情志，慎起居（下同）。

二诊：2022年3月30日。患者家长代述，服药后症状较前好转，瘙痒有所减轻，颜面红斑颜色变淡，大便2日1次，皮损处仍干燥，余同前。上方去土茯苓，加生石膏15g，知母10g，车前子10g。7剂，水煎服，每日半剂，半量服用，早晚饭后半小时温服。

三诊：2022年4月13日。患者自觉症状持续好转，瘙痒明显减轻，仅夜间偶发，原有皮疹变薄，晨起面红明显，皮肤干燥程度减轻，汗多改善，大便明显改善，每日1次。上方去茜草、栀子，7剂，水煎服，每日半剂，半量服用，早晚饭后半小时温服。

四诊：2022年4月27日。患者自觉症状明显好转，额部皮疹消退，夜间偶有瘙痒，双颊红斑颜色持续变淡，遇热加重，余正常。上方去石膏、知母，加茜草10g，栀子10g，土茯苓10g。7剂，水煎服，每日半剂，半量服用，早晚饭后半小时温服。

五诊：2022年5月16日。患者自觉无明显瘙痒，皮肤斑疹基本消退，皮肤干燥缓解，二便调。上方去泽泻，加莪术10g。5剂，水煎服，每日半剂，半量服用，早晚饭后半小时温服，以巩固疗效。随诊。

◆按语

本案为慢性红斑样角化病，是临床罕见的慢性、进行性、角化性皮肤病。其病因和发病机制不明，颜面部可表现为脂溢性皮炎样扁平丘疹。临床无特效治疗方法，对激素、免疫抑制剂等多种药物治疗的反应差。

中医认为本病病因病机为毒热伏于营血，复感风湿热之邪，血热与外邪抟结于肌肤而致病，因此治疗应清热凉血活血、祛风止痒。方用犀角地黄汤合银翘散加减，方中牡丹皮、赤芍、白茅根、生地、丹参、茜草凉血活血、化瘀消斑，黄芩、茵陈、栀子清脏腑之热，金银花、连翘清热解毒，防风、荆芥、白鲜皮、苦参、地肤子、徐长卿祛风止痒，土茯苓、泽泻利湿解毒。此案虽为实热之象，但亦不可一味清泻，故加炒薏苡仁祛湿兼顾护脾胃。诸药合用，共奏清热凉血活血、祛风止痒之效，取得满意效果。

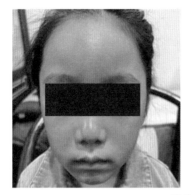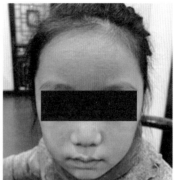

治疗前

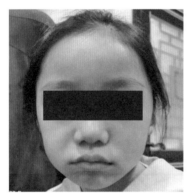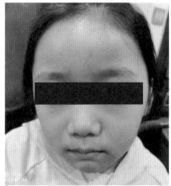

治疗后

二十六、尖锐湿疣

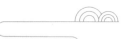

◇◇◇ 尖锐湿疣 ◇◇◇

陆某，男，70 岁，黑龙江省哈尔滨市人，2022 年 6 月 10 日初诊。

主诉：肛周发现赘生物 3 月余。

现病史：患者自述因住院治疗结肠息肉时发现肛周有赘生物，当地医院诊断为"尖锐湿疣"，予以激光治疗，效果不佳，疣体反复发作，故来求诊。现症见患者肛周出现多个散在的淡红色丘疹，呈乳头样突起，无明显痛痒。患者自述发病前常泡温泉和汗蒸，平素饮食正常，时有乏力，晨起自觉口苦，二便正常。舌质淡紫，舌边尖红，苔白腻，脉弦滑稍数。

诊断：尖锐湿疣

治则：清热解毒，化湿消结

处方：土茯苓汤合四妙散加减

土茯苓 20g	白鲜皮 15g	苦参 10g	当归 10g
川芎 10g	黄芩 10g	茵陈 15g	牡丹皮 20g
栀子 10g	金银花 15g	连翘 15g	蒲公英 20g
苍术 10g	黄柏 6g	知母 15g	牛膝 15g
炒薏苡仁 15g	丹参 15g	莪术 10g	泽泻 15g
车前子 10g			

7 剂，水煎服，每日 1 剂，早晚饭后温服。嘱其服药期间禁止汗蒸，局部保持干燥与清洁，避免过度紧张、疲劳，适当锻炼，同时忌辛辣、生冷，忌食海鲜等荤腥动风之物，调情志，慎起居（下同）。

二诊：2022 年 6 月 17 日。患者服药 1 周后，自觉症状好转，肛周赘生物有所变小，未见新发丘疹，口苦症状有所缓解，大便稍稀，每天 2 次。舌质淡紫，舌尖稍红，苔薄白，脉弦滑稍数。上方黄芩减为 6g，14 剂，水煎服，每日 1 剂，早晚饭后温服。

三诊：2022 年 7 月 1 日。患者自述服药后肛周赘生物已明显消退，食眠可，二便正常。舌质淡紫，苔薄白，脉弦滑稍数。上方续开 14 剂以巩固疗效，水煎服，每日 1 剂，早晚饭后温服。随诊。

◆ **按语**

尖锐湿疣是由人乳头瘤病毒引起的以生殖器、会阴、肛门等为主要发病部位的性传播疾病，性接触为本病的主要传播途径，少数人可通过日常生活用品（如内裤、浴盆、浴巾等）非性传播途径而感染。本病在祖国医学属"臊疣""瘙瘊"范畴，多因房事不洁或触染邪毒，酿生湿热，湿热毒邪结聚，发于阴部肌肤而成。

本案患者年老体弱，气血失和，腠理不固，又感受湿热淫毒和秽浊之邪，毒入营血，蕴伏血络，日久蕴结肌肤，湿热下注二阴，拼结于皮肤黏膜而发病。治疗原则为清热解毒，化湿消结。方用土茯苓汤合四妙散加减。土茯苓汤，是名老中医王玉玺教授临床经验方，临床上多用于治疗湿热之证。四妙散出自清代《成方便读》，是在二妙散（苍术、黄柏）的基础上加入牛膝、薏苡仁而成，是清热燥湿方中的一个代表方剂，主治湿热下注之证。方中重用土茯苓祛湿解毒，白鲜皮、苦参清热燥湿，金银花、连翘、蒲公英清热解毒散结，黄芩、茵陈清肺胃之火，当归、川芎、丹参、莪术活血祛瘀消积，泽泻、车前子清热利湿，苍术燥湿健脾祛风，黄柏长于清下焦湿热，牛膝引药下行。又因本方性苦味寒，故加炒薏苡仁以健脾护胃。全方共奏清热解毒、化湿消结之效，疗效显著。

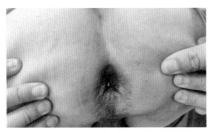
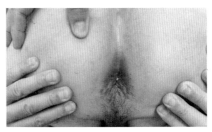

治疗前　　　　　　　　　　治疗后

二十七、疖

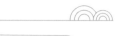

多发性毛囊炎兼头癣

贾某，男，15岁，黑龙江省哈尔滨市人，2022年6月3日初诊。

主诉：头皮泛发性丘疹伴瘙痒，头屑多3个月。

现病史：患者自述3个月前感冒后发病，曾在当地医院诊断"皮炎"，口服中药汤剂、外用多种外用药（具体不详），均效不佳且症状逐渐加重，故来求诊。现症见：头发上有大量白色鳞屑，头枕部泛发性米粒大小红色丘疹，疼痛刺痒，遇热加重。患者平素喜食辛辣油炸等食品，晨起口苦，睡眠较差，小便黄，大便不成形，每日2次，自带彩超检查示双侧枕部、颌下及右颈多发淋巴结肿大。舌质淡紫，舌边尖红，苔黄腻，脉弦滑数。

诊断：多发性毛囊炎兼头癣

治则：清热解毒，除湿止痒

处方：土茯苓汤加减

土茯苓 15g	白鲜皮 15g	苦参 10g	防风 10g
刺蒺藜 15g	荆芥 10g	黄芩 6g	茵陈 15g
当归 10g	川芎 10g	牡丹皮 15g	栀子 10g
连翘 15g	蒲公英 20g	菊花 20g	丹参 15g
莪术 10g	生地黄 15g	白芷 10g	炒薏苡仁 15g
泽泻 15g	车前子 10g		

7剂，水煎服，每日半剂，半量服用，分早晚饭后半小时温服。嘱患者忌食辛辣、生冷，忌食海鲜等荤腥动风之物，停止使用外用药，注意保持头部清洁、干燥，调情志，慎起居（下同）。

二诊：2022年6月17日。患者服药后枕部丘疹有所消退，瘙痒减轻，头屑仍多，口苦好转，小便黄改善，大便不成形，每日1次。舌质淡紫，舌尖红，苔薄黄稍腻，脉弦滑稍数。上方菊花改为15g，7剂，水煎服，每日半剂，半量服用，分早晚饭后半小时温服。

三诊：2022年7月1日。患者自述服药后症状明显好转，丘疹明显消退，仅夜间或遇热瘙痒，头皮脱屑减少，睡眠较前改善，近日自觉腹胀，二便正常。舌脉同前。上方加陈皮10g，7剂，水煎服，每日半剂，半量服用，分早晚饭后半小时温服。

四诊：2022年7月15日。患者述服药后枕部丘疹基本消退，脱屑明显减轻，瘙痒基本缓解，食眠可，腹胀情况好转，二便正常。舌质淡紫，舌尖稍红，苔薄白，脉弦滑稍数。上方去陈皮、刺蒺藜，续开7剂，水煎服，每日半剂，半量服用，分早晚饭后半小时温服，继续巩固治疗。随诊。

◆**按语**

毛囊炎是累及毛囊及其周围组织的细菌感染性皮肤病，多为凝固酶阳性金葡菌感染引起，祖国医学认为本病属于"疖"的范畴，发于枕部也可称之为"发际疮"，多因湿热内蕴，外感毒邪，湿热毒邪郁于肌肤而发病；或素体气阴两虚，腠理不密，卫外不固，复感风邪所致。头癣是真菌感染头皮与毛发引起的感染性皮肤病，分为白癣、黑点癣、黄癣与脓癣，与中医学文献中记载的"秃疮""癞痢头"等相类似，主要由于胃经积热，热则生风，风盛则起白屑，久则伤及毛孔。

本案患者平素嗜食肥甘厚味，酿成湿热，蕴于脾胃，兼以外感风热之邪，阻于经络，上壅于项部，郁久化毒而发病。治宜清热解毒，除湿止痒，方用土茯苓汤加减。土茯苓汤，是名老中医王玉玺教授临床经验方，临床上多用于治疗湿热蕴结之证。方中土茯苓祛湿解毒，防风、荆芥、白鲜皮、苦参祛风燥湿止痒，牡丹皮、栀子清热凉血散瘀，连翘、蒲公英清热解毒散结，黄芩、茵陈清泻肺胃之火，丹参、莪术活血祛瘀，白芷祛风燥湿消肿，泽泻、车前子清热利湿、使热从下行，恐其利湿太过而耗伤阴液，酌加生地黄养阴清热；菊花味辛疏散、气清上浮，清头面部之风热并引药上行。又因方中多苦寒之药，加炒薏苡仁以健脾顾胃，使诸药虽凉而脾胃可受。全方共奏清热解毒、除湿止痒之效，取得满意效果。

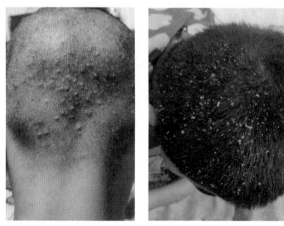

治疗前

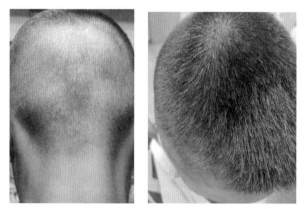

治疗后

二十八、水母皮炎

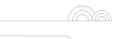

水母皮炎

谭某，女，31岁，黑龙江省哈尔滨市人，2022年8月11日初诊。

主诉：左小腿、足背部大片条索状斑丘疹，色红伴痛痒10余天。

现病史：患者自述10余天前去海边游玩，在海水退潮时不慎被水母（俗称"海蜇"）蜇伤后发病，自用白矾外抹，症状逐渐加重，故来求诊。现症见：左小腿、足背处出现线状排列的红斑、丘疹，犹如鞭痕，小腿红肿灼热疼痛，上有水疱及渗出，自觉有蚁行感，瘙痒剧烈，遇热症状加重。患者平素饮食睡眠尚可，时有口干、口苦，二便调。舌质淡紫，舌边尖红，苔白腻，脉弦滑稍数。

诊断：水母皮炎

治则：清热凉血，利湿解毒，活血止痛

处方：解毒清营汤合四妙散加减

牡丹皮 25g	赤芍 15g	栀子 10g	金银花 15g
连翘 15g	黄芩 6g	茵陈 10g	黄柏 10g
牛膝 15g	炒薏苡仁 15g	知母 15g	茜草 10g
地肤子 20g	徐长卿 10g	土茯苓 20g	白鲜皮 20g
苦参 10g	当归 15g	川芎 15g	丹参 15g
泽泻 15g	车前子 10g		

7剂，水煎服，每日1剂，早晚饭后温服。嘱其忌食辛辣、生冷，忌食海鲜等荤腥动风之物，停用其他药物，保持皮损处皮肤清洁、干燥（下同）。

二诊：2022年8月18日。患者服药1周后，自觉症状好转，斑疹颜色变淡，红肿、灼热程度减轻，渗出减少，疼痛、瘙痒减轻，口干、口苦症状改善，近日时有小腹胀痛，饮食睡眠正常，二便调。舌质淡紫，舌边尖红，苔薄白稍腻，脉弦滑稍数。上方去掉茵陈，加陈皮 10g。7 剂，水煎服，每日 1 剂，早晚饭后温服。

三诊：2022 年 8 月 30 日。患者停药 5 天，自觉服药后症状明显改善，小腿处丘疹有所消退，变平，已无渗出，部分斑疹结痂，疼痛及瘙痒基本缓解，腹胀症状改善，舌质淡紫，舌尖稍红，苔薄白，脉弦滑稍数。上方去掉徐长卿，加苍术 10g。7 剂，水煎服，每日 1 剂，早晚饭后温服，巩固治疗。随诊。

◆按语

水母俗称"海蜇"，水母皮炎是由于人通过皮肤接触水母，出现急性过敏和中毒反应而引起的皮肤局部或全身反应性疾病。水母的触手上有大量刺胞，刺胞内含有毒液，其成分主要是类蛋白、多肽和多种有毒的酶类，此外还有强麻醉剂、致痛剂、组胺等，可以导致局部的皮肤炎性反应、水肿、疼痛，严重时会引起肺水肿，甚至过敏性休克。本病在祖国医学属于虫兽之毒范畴，毒物经皮毛而入，抑制卫阳，由卫入气，客于营血，热盛动风，风火相煽而生诸证。

本案由于素有湿热，毒邪入侵肌表，与湿热相搏，造成湿热结毒，热入营血而发病。治则当清热凉血，利湿解毒，活血止痛。方用解毒清营汤合四妙散加减。解毒清营汤是赵炳南老先生的临床经验方，主要用于治疗毒入营血之证。四妙散出自清代《成方便读》，是在二妙散（苍术、黄柏）的基础上加入牛膝、薏苡仁而成，是清热燥湿方中的一个代表方剂，主治湿热下注之证。方中重用土茯苓祛湿解毒，白鲜皮、苦参清热燥湿止痒，金银花、连翘清热解毒，黄芩、茵陈泻肺火，栀子泻火除烦，当归、川芎、牡丹皮、赤芍、茜草凉血活血，丹参活血祛瘀，地肤子、徐长卿祛湿止痒，泽泻、车前子清热利湿通淋，黄柏长于清下焦湿热，牛膝引药下行。又因本方性苦味寒，故加炒薏苡仁以健脾护胃。全方共奏清热凉血、利湿解毒、活血止痛之效，疗效显著。

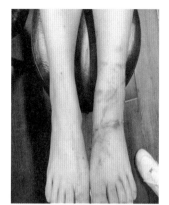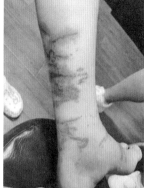

治疗前

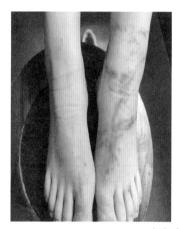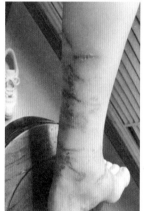

治疗中

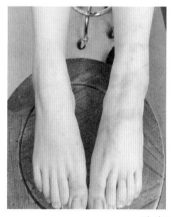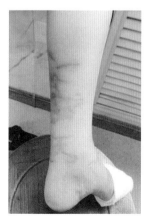

治疗后

二十九、药物性皮炎

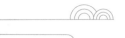

药物性皮炎

黄某，女，49 岁，黑龙江省哈尔滨市人，2022 年 8 月 25 日初诊。

主诉：双下肢大片红色斑丘疹，伴瘙痒 2 周余。

现病史：患者自述 2 周前外抹"姜黄精油"后，小腿处出现泛发性红色斑疹，面积逐渐扩大，瘙痒剧烈，症状逐渐加重，故来求诊。现症见患者双腿泛发性斑丘疹，色紫红，皮肤灼热，瘙痒遇热后加重。患者平素饮食正常，常有口苦，睡眠较差（瘙痒所致），大便稍稀，2 日 1 行。舌质淡紫，舌边尖红，苔薄白稍腻，脉弦滑稍数。

诊断：药物性皮炎

治则：清热利湿，祛风止痒，凉血解毒

处方：清瘟败毒饮加减

牡丹皮 20g	赤芍 15g	白茅根 20g	生地黄 15g
防风 10g	荆芥 10g	黄芩 6g	茵陈 10g
白鲜皮 15g	苦参 10g	金银花 10g	连翘 10g
茜草 10g	生石膏 20g	知母 10g	地肤子 20g
徐长卿 10g	丹参 15g	黄柏 10g	牛膝 15g
炒薏苡仁 15g	车前子 10g		

7 剂，水煎服，每日 1 剂，早晚饭后半小时温服。嘱其停用其他外用药物，同时忌食辛辣、生冷，忌食海鲜等荤腥动风之物，调情志，慎起居（下同）。

二诊：2022 年 9 月 1 日。患者服药 1 周后，自觉症状好转，皮疹颜色变淡，瘙痒有所减轻，口苦症状改善，睡眠有所好转，大便稀，每日 2 次。舌质淡紫，舌尖稍红，苔薄白稍腻，脉弦滑稍数。上方去掉茵陈、茜草，加土茯苓 15g，白鲜皮改为 10g。7 剂，水煎服，每日 1 剂，早晚饭后半小时温服。

三诊：2022 年 9 月 8 日。患者自述服药后，下肢斑疹有所消退、变薄，部分斑疹颜色趋于正常皮肤，瘙痒明显减轻，舌脉无明显变化。处方：

土茯苓 20g	白鲜皮 20g	苦参 10g	防风 10g
荆芥 10g	黄芩 6g	当归 10g	川芎 10g
牡丹皮 20g	赤芍 15g	栀子 10g	金银花 10g
连翘 10g	茜草 10g	丹参 15g	桃仁 10g
生地黄 15g	地肤子 20g	徐长卿 10g	炒薏苡仁 15g
车前子 10g			

7 剂，水煎服，每日 1 剂，早晚饭后半小时温服。

四诊：2022 年 9 月 15 日。患者述服药后症状明显改善，下肢斑疹颜色明显变淡，已趋于正常皮肤，偶有瘙痒，睡眠基本正常，大便稍稀，每日 2 次。舌质淡紫，舌尖稍红，苔薄白，脉弦滑稍数。上方加泽泻 10g，黄芩减为 5g，茜草减为 6g。7 剂，水煎服，每日 1 剂，早晚饭后半小时温服，以巩固治疗。随诊。

◆ **按语**

药物性皮炎又称药疹，是药物通过口服、外用和注射等途径进入人体而引起的皮肤黏膜炎症的反应。与祖国医学文献中记载的"中药毒"等类似，中医认为本病多由于禀赋不耐，食入禁忌，蕴热成毒；或脾湿不运，蕴湿化热感毒，湿热毒邪发于肌肤所致。

本案素有湿热，又不当地使用外用药物，风湿热毒之邪侵袭人体，蕴于肌肤，以致毒热入营，气血两燔而发病。治宜清热利湿，祛风止痒，凉血解毒。方选清瘟败毒饮加减。清瘟败毒饮出自《疫疹一得》，功能清热解毒、凉血泻火，善治一切火热之证。方中牡丹皮、赤芍、白茅根、生地黄清热凉血散瘀，金银花、连翘、茜草清热凉血解毒，黄芩、茵陈、生石膏、知母清泻肺胃之火，丹参活血祛瘀，白鲜皮、苦参、地肤子祛风燥湿止痒，车前子、徐长卿祛湿解毒，防风、荆芥祛风止痒，黄柏长于清下焦湿热，牛膝引药下行。清瘟败毒饮原方中有黄连，恐其过凉，故去掉；另酌加炒薏苡仁以健脾护胃。全方共奏清热利湿、祛风止痒、凉血解毒之效，标本兼治，临床上取得满意疗效。

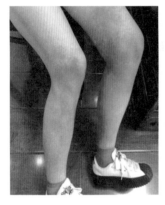 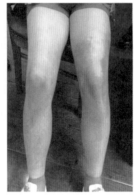 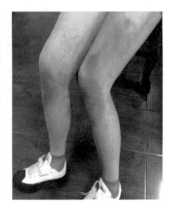

治疗前

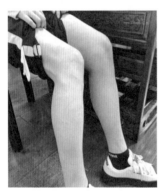 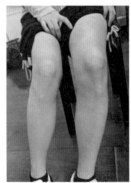 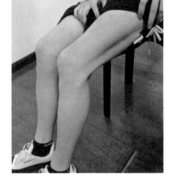

治疗后